竜馬先生の血液ガス白熱講義150分

田中竜馬 著
LDS Hospital 呼吸器内科・集中治療科

中外医学社

はじめに

　血液ガスって，うまく使えてますか？　血液ガスは呼吸状態を見たいときにはもちろん，意識障害があるときや酸−塩基平衡を疑っているときなど，さまざまな場面で活用できるのですが，「なんとなく正常値に近いからOK」とか「だいぶ正常値から外れているからダメ」で終わっていることがないですか？「あれこれ計算するのがちょっと……」と苦手意識を持っていませんか？

　本書は筆者が開催している「2時間半で血液ガスをまるっと全部わかっちゃおう」という主旨のセミナーから生まれたもので，これまでに参加された方々から寄せられた「ここが知りたい！」をギュッと凝縮した1冊になっています．セミナーに参加した方が見直すのに役立つだけでなく，参加していない方でも短時間で効果的に血液ガスの読み方を学べることを目的にしています．

　「血液ガスを学ぶのに，150分って短いんじゃないの？」と思われるかもしれませんね．でも，短時間で学べるからといって，基礎的な内容だけに終始しているわけでも，いきなり難しい話から始まっているわけでもないんです．「『P_AO_2』の『A』って何？」というようなごく基本的な話から始まって，生理学に基づいた血液ガス解釈を身につけることで，肺が悪くなくても起こる呼吸不全を見分ける方法や，3つ同時に起こっている酸−塩基平衡の見つけ方といった，指導医でも実はあまり知らなかったりする（失礼！）血液ガスの使いこなし方をキッチリ学べる内容になっています．

　これまで血液ガスを体系的に学ぶ機会のなかった方や，あまり生かし切れていなかった方はぜひご一読下さい．やみくもに暗記するのでなく，理屈を理解して解釈する方法を身につけることで，血液ガスが読める楽しさを味わってみませんか．

　　2017年1月

　　　　　　　　　　　　　　　　　　　　　　　　　田中竜馬

もくじ

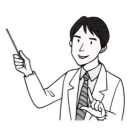

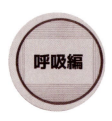

呼吸編

- 2 本書の目標
- 3 血液ガスで重要な4項目
- 4 血液ガスは2通りに読む
- 5 血液ガスによる呼吸の評価
- 7 血液ガス表記の決まり事
- 8 酸素飽和度表記の決まり事
- 10 気圧と標高の関係
- 11 分圧とは？
- 13 吸った空気の酸素分圧
- 14 ガス交換とは？
- 16 肺胞気式とは？
- 18 肺胞での正常な酸素分圧
- 21 呼吸のメカニズム
- 22 呼吸不全は肺とは限らない
- 24 呼吸における3つの役割
- 27 呼吸について　いったんまとめ
- 30 $A\text{-}aDO_2$ の考え方
- 38 $PaCO_2$ と $A\text{-}aDO_2$ での鑑別
- 39 肺が悪いとは？
- 39 シャントとは？
- 42 呼吸に関してのまとめ

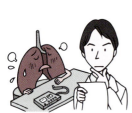

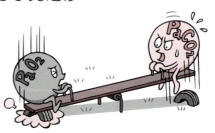

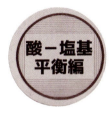

酸－塩基平衡編

- 53 酸－塩基平衡を見る3つの方法
- 54 酸－塩基平衡とは？
- 57 酸－塩基平衡の正常と異常
- 59 「アシデミア／アルカレミア」と「アシドーシス／アルカローシス」
- 63 4種類の酸－塩基平衡異常
- 64 代償とは？
- 67 代償のルール
- 69 代償の目安
- 71 代償の実際
- 75 4ステップで読む酸－塩基平衡
- 80 急性？ 慢性？
- 87 代謝性アルカローシスの原因
- 90 代謝性アシドーシスではアニオンギャップ
- 92 アニオンギャップとは？
- 96 アニオンギャップが正常の代謝性アシドーシス
- 99 アニオンギャップが増加する代謝性アシドーシス
- 102 代謝性アシドーシスの2パターン まとめ
- 112 酸－塩基平衡 いったんまとめ
- 117 4＋2ステップで読む酸－塩基平衡
- 122 アニオンギャップはいつ計算する？

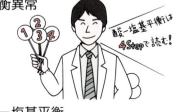

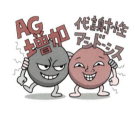

FOLLOW UP

- 3 血液ガスで測定するもの
- 12 圧の単位
- 33 低流量酸素と高流量酸素
- 44 A-aDO$_2$ と P/F 比
- 48 静脈血液ガスについて
- 81 「ちょうどいい代償」の範囲は？
- 84 呼吸の評価は？
- 95 アルブミンによるアニオンギャップの補正
- 104 消化管の酸－塩基平衡
- 123 症例⑤を振り返る
- 131 補正 HCO$_3^-$ について

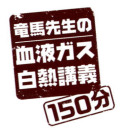

呼吸編

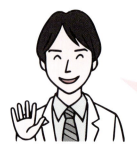

こんにちは.田中竜馬といいます.今日は血液ガスの見かたを,すぐ臨床で使ってもらうのを目標に話したいと思います.よろしくお願いします.

本書の目標

まず,こんな血液ガスをお見せします.

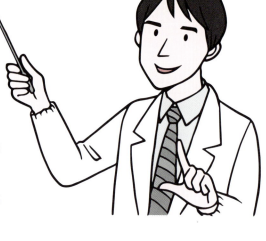

pH 7.46
$PaCO_2$ 16
PaO_2 90
HCO_3^- 15
Na^+ 133
Cl^- 84

こういう血液ガスの結果を見て「$PaCO_2$ が低いなあ」とか「HCO_3^- が低いなあ」とかだけじゃなくて,「ああ,この患者さんは肺がどこか悪くて,呼吸性アルカローシスがあって,代謝性アシドーシス(アニオンギャップ増加)があって,代謝性アルカローシスがあるんだな」というようなことをわかっていただくのが今日の目標です.「もうすでにわかっちゃった」という方は……どうしましょうか? まあ,おとなしく聞いていてください.

血液ガスで重要な4項目

検査の機械によっても違うんですけど,血液ガス分析の結果って結構いろいろな項目が表示されますよね.その中で一番大事なのは何か? というとpH,$PaCO_2$,PaO_2,HCO_3^-の4つです.この4つを中心に血液ガスを解釈します.

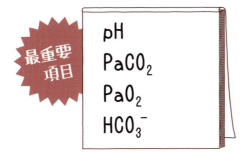

最重要項目
- pH
- $PaCO_2$
- PaO_2
- HCO_3^-

この4つで血液ガスを見るんですが,なんとなく「正常値に近いからOK」とか「えらく正常値から離れてるからダメ」いう話ではなく,系統立てて解釈する方法を考えていきたいと思います.

FOLLOW UP

血液ガスで測定するもの

4項目がすべて測定されているわけではなく,血液ガスの機械が実際に測定しているのはこのうちのpHと$PaCO_2$,PaO_2の3つです.HCO_3^-はpHと$PaCO_2$からHenderson-Hasselbalchの式(☞p.54)を使って算出されています.

血液ガスは2通りに読む

「なんとなく」の読み方を卒業するために，血液ガス解釈では見る内容をばっさり2つに分けます（図1）．

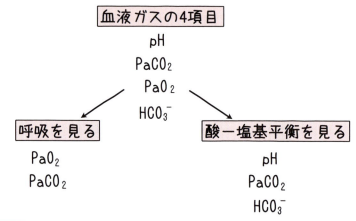

図1 血液ガスで見る項目

まず，呼吸について見たいときには次の2つを見ます．

PaO_2　　$PaCO_2$

対して，酸－塩基平衡を見たいときには次の3つを見ます．

pH　　$PaCO_2$　　HCO_3^-

$PaCO_2$ は両方に必要です．$PaCO_2$ は2度見するわけです．

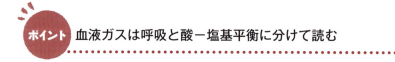

ポイント　血液ガスは呼吸と酸－塩基平衡に分けて読む

◆ 呼 吸 編

血液ガスによる呼吸の評価

　まずは血液ガス解釈のうち呼吸の話から始めます．呼吸に何か問題があるのかを見つけるための見かたです．これが今日の話の前半部分です．後半では酸－塩基平衡の話をします．
　PaO_2 とか $PaCO_2$ を見ることで呼吸の何がわかるのか，というところから話をしていきたいと思います．

　さて，それでは血液ガス呼吸編の始まりです．
　早速ですが，皆さんの救急外来にこんな患者さんがいらっしゃいました．

友人のアフリカ土産の吹き矢で指を切ったあとから，急速に筋力低下と呼吸困難が出現した22歳医学生が救急室に搬送されてきた．矢には「クラーレ」が塗ってあったという．呼吸回数32回/分，室内気での SpO_2 は75％．血液ガスは以下の通りであった．血液ガスの解釈とその原因は？
pH 7.08, $PaCO_2$ 80mmHg, PaO_2 40mmHg, HCO_3^- 26mEq/L

　この方は医学生なんですが，お土産の吹き矢を喜んで見ていたら指を切っちゃった．その吹き矢にはクラーレという薬が塗ってあったそうなんです．ちなみにクラーレってなにかご存じですか？　はい，筋弛緩薬ですね．狩猟をするのに筋弛緩薬を矢につ

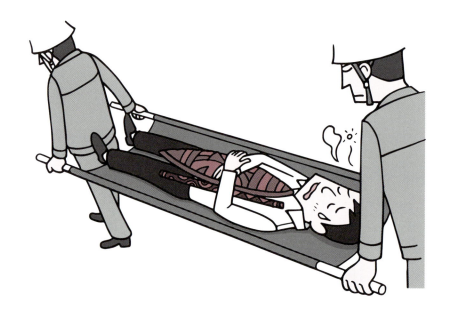

けていたんですね．射たれたことではなくて，筋弛緩で動物が死ぬということで猟をしていたんです．

　と，まあ，こんな症例を診ることはそうそうないかも知れませんが，血液ガスの練習としてみてみましょうか．この患者さんを診たところ，呼吸回数 32 回/分，サチュレーション（SpO_2）75％ で，息が苦しいと言っています．それで，血液ガスを測ってみました．

　この血液ガスは良いか悪いかでいうと，どっちっぽいですか？ ……ダメ？　かなりダメっぽいですよね．ダメっぽいのはわかるんですが，それだけでおしまいではなくて，何がどうダメなのかをわかるよう血液ガスを解釈したいと思います．ですが，その前に血液ガス的な表現に慣れていない方もいらっしゃるかも知れないので，まずは $PaCO_2$ とか PaO_2 とかの表記の決まり事を簡単に説明しておくことにしましょう．

血液ガス表記の決まり事

血液ガスでは，PaO_2 とか $PaCO_2$ みたいに，P なんとかかんとかという表現を使います．「なんとか」と「かんとか」に入る文字によって，意味が違ってくるのですがそのルールを説明します（図2）．

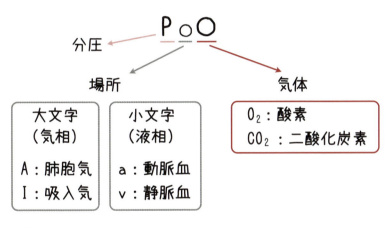

図2 分圧表記の決まり事

まず，最初の「P」は Pressure のことで，分圧という意味です．分圧については後ほどもう少し説明することにします．一番後ろに大きく O_2 だとか CO_2 と書いてあるのは酸素と二酸化炭素のことです．

真ん中の小さい文字で書いてあるのは，どこで測ってますよ，という意味です．**大文字は気体**，**小文字は液体**です．肺胞で測っていたら大文字の「A」，吸った空気という意味の吸入気だったら大文字の「I」になります．動脈血だったら小文字の「a」，静脈血

だったら小文字の「v」となります．書き方のルールは決まっていて，「オレ流でやりたい」みたいに勝手に変えることはできないんです．

たとえば，こんなふうになります．「P_AO_2」と書いてあったら，これは「肺胞（A）の中で測った酸素（O_2）の分圧（P）」という意味です．「$PaCO_2$」と書いてあったら，「動脈血（a）で測った二酸化炭素（CO_2）分圧（P）」という意味になります（図3）．これが基本ルールです．

P_AO_2　　　肺胞気<u>酸素</u>分圧

$PaCO_2$　　動<u>脈血</u><u>二酸化炭素</u>分圧

図3 P○○の例

酸素飽和度表記の決まり事

ついでに，酸素飽和度（サチュレーション）の決まり事も説明しておきます．Sはサチュレーション（saturation）のことで，酸素飽和度は$S○O_2$のように書いてあります（図4）．間に入っている小さい「○」もやっぱり測る場所を示していて，小文字の「a」だったら動脈血，「cv」と書いてあったら「central vein」，中心静脈のサチュレーションです．最近ではあまり測りませんが，「$\bar{v}$」と書いてあったら「混合静脈血」といって肺動脈カテーテルを入れたときに，その先から採血して測った酸素飽和度です．みなさんがよく見るのがSpO_2ですよね．これはパルスオキシメーター

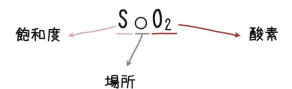

場所
a：動脈血
cv：中心静脈血
$\bar{v}$：混合静脈血
p：パルスオキシメーター

図4 酸素飽和度表記の決まり事

で測った酸素飽和度ということですね．ですから，SaO_2 と書いてある場合と SpO_2 と書いてある場合，厳密には動脈血で測ったサチュレーションなのか，パルスオキシメーターで測ったサチュレーションなのか，で意味が違います．

　酸素飽和度の例もお示しします（図5）．

　SaO_2 は動脈血（a）を血液ガスで測った酸素飽和度です．

　$ScvO_2$ と書いてあったら，中心静脈血（cv）で測った酸素飽和度です．

SaO_2	動脈血酸素飽和度
$ScvO_2$	中心静脈血酸素飽和度
SpO_2	経皮酸素飽和度（パルスオキシメーターで測定）

図5 $S○O_2$ の例

SpO₂ と書いてあったら，指とか耳たぶに装着したパルスオキシメーター（p）で測った酸素飽和度です，という意味になります．

気圧と標高の関係

先ほどサラッと流しましたが，分圧についてお話しておきましょう．普段感じていませんが，私たちの住んでいるところには圧力がかかっています．**気圧**というやつです．気圧って何か？というと要は自分の頭の上に乗っかっている大気の重さなんです（図6）．大気が積み重なって，その結果，たとえば海抜0メートルのところに住んでいたら **760mmHg** の圧がかかっている，という状態になるわけです．

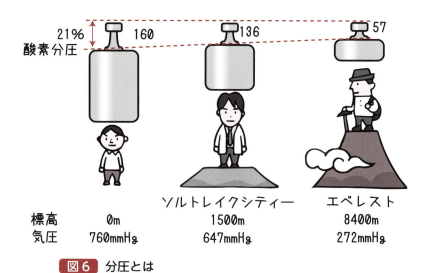

図6 分圧とは

私は米国のソルトレイクシティーという所に住んでいます．ここは標高がだいたい 1500 メートルくらいで，アスリートが高地トレーニングしに来るような場所です．ここでの気圧はというと，頭に乗っかっている大気が少ないので 647mmHg くらい．実はこれ，血液ガスを読むのに影響してくるんです．ちなみにもっと高いところって，どこがありますか？　考えられる一番高いところを言ってみてください．そう，エベレストですね．エベレストの頂上の高さって 8850 メートルです．エベレストの頂上近くの標高 8400 メートルくらいのところで血液ガスを測った研究があるんですけども，ここの気圧は 272mmHg くらいになります．という感じで，標高によって気圧が決まります．

分圧とは？

　私たちが住んでいる世界の空気中にある酸素の割合はだいたい 20.9％，ほぼ 21％で，標高にかかわらず同じなので，気圧のうちの 21％を酸素の圧が占めることになります．この酸素の分の圧を酸素分圧と言うわけですね．普段私たちが海抜 0 メートルのところにいたら 160mmHg くらいが酸素分圧です．私がソルトレイクシティーに戻って診療しているときは，酸素分圧を 136mmHg として血液ガスの計算をしています．エベレストの頂上近くまで行った場合，酸素分圧はそもそも 57mmHg しかありません（図6）．ということで，こういうところで血液ガスを測った研究というのは非常に興味深い値を示すんです．興味のある方はぜひご覧ください[1]．

FOLLOW UP

圧の単位

PaO_2 や $PaCO_2$ といった圧の単位として mmHg を使います．Hg というのは水銀のことで，mm はミリメートルです．「水銀何 mm に相当する圧」という意味になります．

血圧の単位にも同じく mmHg を使っています．大気圧 760mmHg というのは，水銀を 760mm の高さまで押し上げる圧のことです．

「mmHg」ではなくて「Torr」という単位を目にすることがあります．これは，イタリアの物理学者で数学者でもある Evangelista Torricelli（1608〜1647 年）の名前から来ています．mmHg と Torr は同じです．

ヨーロッパの文献や教科書を読むと，血液ガスの単位に kPa を使っていることがあります．こちらは，フランスの数学者で物理学者で，かつ思想家で哲学者で宗教家でもあった Blaise Pascal（1623〜1662 年）の名前から来ています．mmHg との関係は，

$$1 kPa = 7.5 mmHg = 7.5 Torr$$

となるので，6kPa というと，$PaCO_2$ 45mmHg のことになります．

吸った空気の酸素分圧

エベレストで診療をされている方はあまりいらっしゃらないと思いますので，ここからはエベレストではなく海抜0メートルでの話をします．海抜0メートルだったら，さっき言ったように760mmHgの大気圧のうちの21％が酸素ということで，

$$760 \times 0.21 ≒ 160\text{mmHg}$$

となり，呼吸で肺に吸い込む空気のうち，酸素分圧はだいたい160mmHgぐらいになります（図7）．ところが，それがそのまま直通で肺胞に行くかというとそうではなくて，吸った空気は一回加湿をしないといけないですよね．乾燥した空気をそのまま肺

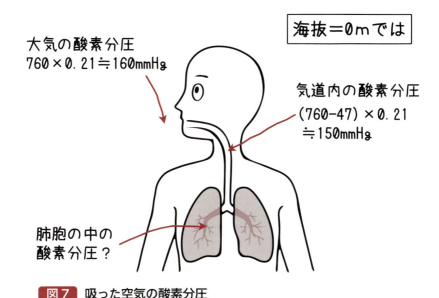

図7 吸った空気の酸素分圧

に送ると，肺が乾いてカピカピになってしまうのできっちり加湿します．体温37℃ぐらいだったら，だいたい47mmHg程度の水蒸気圧が吸う空気に入ってきます．大気圧から水蒸気圧を除いたうち，酸素分圧が占めるのは21％なので，加湿された後の空気の酸素分圧は，

$$(760-47) \times 0.21 ≒ 150mmHg$$

となって，150mmHgくらいが肺へと流れていくわけですね．それが私たちの吸っている空気です．

　じゃあ，最終的に肺胞にたどりついたときの酸素分圧ってどのくらいになるんでしょうか？　自分の肺胞の中にどれくらいの酸素があるのかって知りたくないですか？　ちょっと考えてみましょうか．

ガス交換とは？

　肺というのは，機能的に言うと**ガス交換**をするところなんですね．ガス交換というのは文字通り酸素（O_2）と二酸化炭素（CO_2）を交換することです（図8）．

　肺の中には肺胞という小さな袋があって，外から吸い込んだ空気が入ってきます．肺毛細血管は肺胞に接するように走っていて，体の中の血液が流れています．肺というのは，身体の中で唯一このように空気と血液が接していて，ガス交換が行われるという場所なんです．肺胞のような小袋に分かれているのは**表面積を大きくするため**で，人間1人の肺胞を全部広げてしまうとテニスコート半面ぐらいの広さになるそうです．

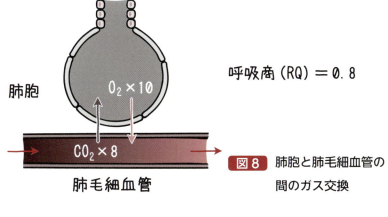

図8 肺胞と肺毛細血管の間のガス交換

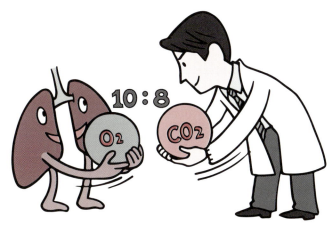

　ガス交換なんですけど，O_2 と CO_2 を1対1で交換しているわけではなくて，私たちが普段の食生活をしている場合，だいたい O_2 を10個使うと CO_2 が8個返ってきます，というような交換の比率になっています．この交換の比率のことを専門的には**呼吸商（Respiratory Quotient: RQ）**という名前で呼んでます．「呼吸商は0.8」みたいなのをおそらく教科書で読んだことがあるかと思いますが，「**O_2 10個と CO_2 8個を交換してます**」という意味なんですよね．

肺胞気式とは？

　そう考えると，使われた分の O_2 は返ってきた CO_2 からわかります．さっき言った，10：8で交換しますというのを考えると，

$$使われたO_2 = \frac{返ってきたCO_2}{0.8}$$

になります．では，結局肺胞の中にどれだけ酸素分圧があるかというと，吸い込んで入ってきた酸素分圧から使われた酸素分圧を引けばわかりそうですよね．

　それには，血液から肺胞へ返ってくる二酸化炭素分圧がわかればいいんですけど，それってどうやって調べるんでしょう？

　実は，二酸化炭素ってものすごく拡散しやすいんですよ．酸素の20倍くらいさっさとすばやく拡散して，血液から肺胞へ移るので，肺胞の二酸化炭素分圧と血液の二酸化炭素分圧は釣り合っています．大気中に CO_2 はほとんどなくて，吸った空気の二酸化炭素分圧は 0 mmHg と考えていいので，肺胞にある CO_2 はすべて血液から返ってきたものです．なので，肺胞の中の二酸化炭素分圧（P_ACO_2）を直接測れなくても，動脈血の二酸化炭素分圧（$PaCO_2$）を測れば全く同じになって，

$$P_ACO_2 = PaCO_2$$

の関係になっています．結局のところ，

$$使われた酸素分圧 = \frac{P_ACO_2}{0.8} = \frac{PaCO_2}{0.8}$$

となります（図9）．

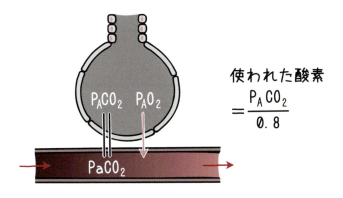

図9 肺胞気式の考え方

　どうしてこんな話をするかというと，ここでようやく皆さんがよく教科書などで見る式が出てくるわけです．

$$P_AO_2 = (760-47) \times 0.21 - \frac{PaCO_2}{0.8}$$

　見たことがあります？　**肺胞気式**という名前がついているんですけど，前半部分はさっき言った，「大気圧から水蒸気の分を引いたうちの21％が酸素分圧ですよ」という意味です．後半部分を合わせると，「その中からガス交換で使った分を引いたのが肺胞の中に残っている酸素分圧ですよ」ということになるわけです．

　肺胞の中に酸素がどれだけあるか？って聞かれても，ちょっと想像つかないですよね．直接測る方法もないですし．だけど，血液ガスで$PaCO_2$さえわかってたら，肺胞の中に酸素がどれだけあるか計算でわかるじゃん，というのがこの肺胞気式の意味なんです．ちょっとすごくないですか，感動しますよね？　え，そうでもない？　まあ，いいや．

で，なんでこんなことをあえて計算するのかというのがこれからの話なんですが，大いに診断に使えるからなんです．肺胞の酸素分圧って結構役に立つんですよ．

ちなみに760から47を引いて0.21を掛けるのは毎回計算しなくても150になるので，もっと簡単に書いてある式では

$$P_AO_2 = 150 - \frac{PaCO_2}{0.8}$$

としているかも知れません．意味としては説明した通りです．そもそも外から入ってきた酸素がどれくらい肺にたどりつくのか，その中でCO_2と交換されたのがどれくらいあるのか，というのを計算することで，肺胞の中にどれだけ酸素があるかがわかるという式なんです．

肺胞での正常な酸素分圧

では，この式を使いつつ呼吸を見ていきましょうか．

（海抜0メートルでの）正常の$PaCO_2$は35～45mmHgくらいなので，ここでは40mmHgだったとしてみます．P_ACO_2は動脈血と同じで40mmHgなんですよね．このときに，肺胞の酸素分圧はというと，今の式に40を入れればいいので，

$$P_AO_2 = (760-47) \times 0.21 - \frac{40}{0.8} = 100\text{mmHg}$$

になります．これがいわゆる正常な状態です．私たちの普段の肺胞を見てみたら，二酸化炭素分圧が40mmHg，酸素分圧が100mmHgぐらいになっているワケなんですね（図10）．

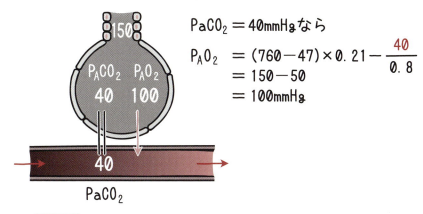

図10 正常のP_AO_2

　というふうに考えると，同じ標高で同じ濃度の酸素を吸っている限り，みなさんの肺胞でも患者さんの肺胞でも P_ACO_2 が同じであれば P_AO_2 は同じになります．「P_AO_2 が同じなら，肺炎とかで低酸素血症になるのはなぜだろう？」ってちょっと不思議な気もしませんか？　その話はまたあとですることにして，最初の症例に戻りましょうか．

症例①に戻って

　いま，正常な $PaCO_2$ が 40mmHg という話をしましたが，さっきのクラーレの医学生では $PaCO_2$ はいくらでしたっけ？ 80mmHg でしたね．

　$PaCO_2$（＝P_ACO_2）が 80mmHg に上がっているってどういうことか，そのときに肺の中で何が起こっているのかを考えてみましょう．P_ACO_2 が 80 あるということはその分，酸素分圧が下がるわけですよね．肺胞の中にそもそも酸素が少なくなります

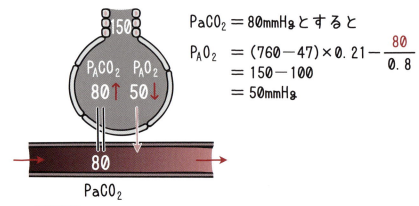

図11 症例①の P_AO_2

（図11）．酸素は肺胞から血液へと移動するわけで，動脈血の酸素分圧は肺胞での酸素分圧より高くなることはありません．なので，PaO_2 も下がってしまいます．さてこの場合，肺胞での酸素分圧は 50mmHg しかありません．ということは，この患者さんの PaO_2 はそれよりも低くなっているわけですよね．動脈血すなわち肺胞に CO_2 が増えちゃうということは，それだけ酸素が減

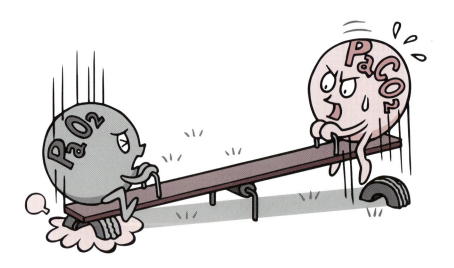

るという関係になります．では，CO_2 が高くなるのってどんな原因があるでしょうか？

 $PaCO_2$ が上がると PaO_2 は必ず下がる

呼吸のメカニズム

CO_2 が増える病気を考えるのに，いったん呼吸のメカニズムを振り返りたいと思います．今回の患者さんもそうなんですけど，呼吸のできていない患者さん，「息が苦しいんです」という患者さを診た場合，「肺が悪いんだな」「肺で何かが起こってるんだな」と考えがちですけども，実は呼吸ってそれだけじゃないんですよ

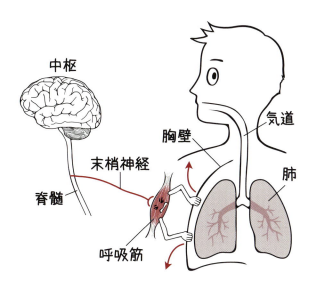

図12 呼吸のメカニズム

ね．特に，今回示したような患者さんは，たぶん肺そのものは悪くないんです．

　呼吸というのは，最終的には肺でガス交換をする，CO_2 と O_2 を交換する，という話をしました．でも呼吸って肺だけじゃなくて，そもそもガス交換をするためには，空気の通り道がちゃんと通ってないといけない．呼吸というのは，肺が勝手に伸び縮みしてやってくれるわけじゃないので，肺を広げようと思ったら胸郭を広げなきゃいけない．そのためには筋肉が収縮しなければいけない．そのためには神経が通っていないといけない．そのためには中枢神経が機能していないといけない……というようにいろいろな要素が関わってきます（図12）．で，呼吸の最終段階が肺で行われるわけです．

 呼吸は肺だけではない

呼吸不全は肺とは限らない

　たとえば，私がアメリカで診療をしていると，こんな患者さんを診ます．

　「公園で倒れてました」みたいな話で救急外来に運ばれて来るんですけど，SpO_2 70％，呼吸回数 4回/分なんてことになっています．呼吸不全と思って良さそうですよね．身体を見たら，腕にものすごいたくさん針の刺し痕がある……こういう方がアメリカだとわりとよくいます．この人に何が起こっているかというと，ヘロイン中毒なんです．ヘロイン中毒で呼吸中枢が抑制されるので，

あまり息をしなくなりました．呼吸回数は 4 回/分になっちゃいました．それで呼吸不全になりました，というような患者さんなんです．あまりヘロイン中毒を日本で診ることはないかも知れませんが，病棟で「術後の患者さんの SpO_2 が低いです」っていうときに，麻薬系鎮痛薬の影響で呼吸抑制されていた，なんてことはありますよね．こういうときって，別に肺が悪いわけではないんですよね．呼吸中枢がよろしくないんです．

　他にも，例えば交通外傷などで脊髄損傷を起こした人も呼吸が障害されます．

　あるいは，ポリオなんていう病気があります．ポリオはポリオウイルスによる感染症ですが，脊髄の前角細胞というところが障害されるので呼吸ができなくなるんです．ですから，ポリオで患者さんが亡くなるっていうのは，呼吸不全が原因です．特に小児の症例では急速に症状が進んで息ができなくなってしまいます．

　ギラン・バレー症候群という末梢神経の病気があります．足の先からだんだん身体の上の部分に向かって神経の麻痺が進んできて，重症の場合には横隔膜まで麻痺します．ですから，ギラン・バレー症候群の重症例というのは，呼吸ができなくなって集中治療室に来るんですね．ということで，末梢神経の病気でも呼吸不全になります．

　同じように，重症筋無力症でも呼吸不全が起こります．国家試験に必ず出る病気ですよね．重症筋無力症というのは，神経と筋肉をつなぐ部分，神経筋接合部なんて言いますけど，ここが上手くいっていない病気です．重症筋無力症のクリーゼという状態では，やっぱり呼吸のための筋肉を動かせなくなるので呼吸不全になります．やはり，治療には人工呼吸器が必要になります．

　あとは，呼吸筋そのものの病気として筋ジストロフィー症とか，

胸壁の疾患として**後弯側弯**なんていうのもあります．これも，呼吸を難しくします．

要は，呼吸と言ったからといって必ずしも肺の話ではない，**肺以外が悪い場合も呼吸不全になる**，という話なんです．

 ポイント 呼吸不全の原因は肺だけではない

呼吸における3つの役割

呼吸のしくみを学んだところで，大まかに呼吸の役割を3つに分けてみます（図13）．

① 呼吸を調節する部分：コントロール系
② 筋肉を動かす，または空気の通り道になる部分：駆動系
③ ガス交換をする部分：ガス交換系

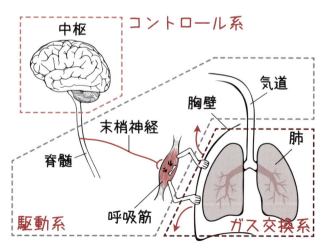

図13 呼吸の役割3つ

と分けることができます．

　大雑把に分けましたが，「CO_2 上がってます」といったとき，じゃあ何が起こっているのかを考えると，肺への空気の出入りが少ないわけですよね．「どこの病気なのかなぁ？」と考えると，基本的には呼吸を調節する部分か，呼吸のために肉体労働する部分だろうなあというふうに考えることができます．ですから，**CO_2 上昇はコントロール系または駆動系の病気**で，肺そのものの病気ではないだろうと考えるわけです（図14）．このように，コントロール系または駆動系の障害のために $PaCO_2$ が上昇することを**肺胞低換気**と呼びます．

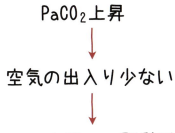

図14　$PaCO_2$ 上昇の原因

　$PaCO_2$ 上昇なら肺以外が悪い（コントロール系，駆動系）

症例①に戻って

ということで，また症例①（☞ p.5）を振り返ります．

クラーレが塗ってある吹き矢で指切っちゃった，みたいなことで筋弛緩されて息ができない状態になっています．そういう臨床状況と合わせて血液ガスを見てみると，さっき言ったように$PaCO_2$が上がってます．状況的には合っていますよね．**呼吸を調節する部分，あるいは呼吸の運動する部分が障害されるとCO_2が上がります**という話をしました．まさに上がっています．$PaCO_2$が上がると肺胞の中の酸素分圧が下がります．肺胞の中の酸素が減ったらどう頑張っても血液の中にはそれより多くの酸素は行かないので，結果的に低酸素血症になっている，というのがこの患者さんの状態なんです（図15）．臨床像と血液ガス解釈が上手く合っていますよね．ちなみに血液ガスを解釈するときには，「患者さんの病態に合う」という答え合わせをするのは重要です．数字遊びだけで，患者さんの治療に活かせなければしょうがないですよね．

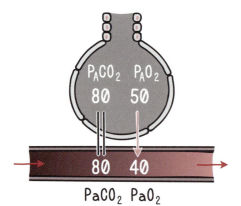

図15　症例①のガス交換

この方の血液ガス的診断はというと，呼吸筋力が低下しているので呼吸不全になっています．肺が悪いわけじゃなくて，それ以外の部分（この場合は駆動系です）の問題で呼吸不全になっているのです．もしこの人を治療するとしたら何をしますか？　酸素投与をすれば低酸素血症は改善しますが，根本的な解決にはなりませんね．なので，このような患者さんが皆さんの目の前に来たら人工呼吸器を導入しようか，という話になると思います．

血液ガス解釈：$PaCO_2$ 上昇による PaO_2 低下
原　因：呼吸筋力低下による肺胞低換気
　　　　　（駆動系の障害）

呼吸について　いったんまとめ

　ちょっと話が長くなりましたけれども，いったんここまでの話をまとめると，

呼吸と言ったからといって必ずしも肺の話ではない

ということをまず知ってください．
　呼吸の中でも肺以外が悪い場合，すなわち呼吸中枢であるとか，呼吸の運動している部分が悪い場合，CO_2 が上がります．逆に言うと CO_2 が上がっている場合には肺以外に悪いところがあるんじゃないかなあ，という目で患者さんを診るわけです．この場合，酸素だけいくら投与しても解決しないので，人工呼吸器が必要なこともあります．

さて，では次の患者さんを見てみましょう．

症例②
36歳女性，昨日救急外来を受診してインフルエンザと診断された．今日になり呼吸困難が増悪したため救急外来を受診．
体温39℃，呼吸回数36回/分，室内気でのSpO$_2$は80％．血液ガスは以下の通りであった．血液ガスの解釈は？
pH 7.43, PaCO$_2$ 36mmHg, PaO$_2$ 50mmHg, HCO$_3^-$ 24 mEq/L

比較的若い女性ですね．昨日受診したときにインフルエンザと言われています．家で休んでいてください，となったわけですが，今日になって「息が苦しい」ということでまた救急外来を受診されました．体温が高くて呼吸回数が多くてSpO$_2$は80％です．そのときの血液ガスを解釈するんですが，良いですか？ 悪いですか？ 血液ガスの講義を聴かなくても，見るからに悪いような気がしますよね？

では，ちょっと見てみましょうか．
悪いのはわかるんですけれども，ここでも「PaO$_2$が低いからダメ」というだけではなく，じゃあ呼吸の何が悪いのか，という目で見ていきたいと思います．ちなみにX線はこんな感じです（図16）．割と派手な所見でどこが悪いか一目瞭然なので，「血液ガスいらないじゃん」という気にもなりますけれども，ここは血液ガスの練習なのでしっかりと見かたを練習したいと思います．

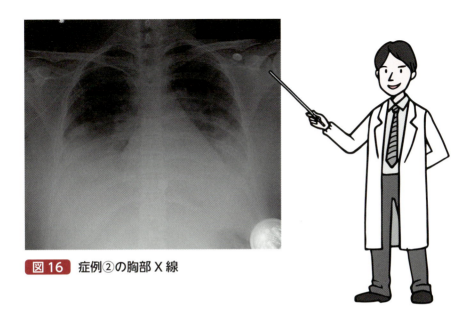

図16 症例②の胸部X線

　血液ガスで呼吸を評価するときにはPaO₂とPaCO₂を見ます，という話をしました．さっきの肺胞気式を使うと，肺胞の中の酸素分圧を知るにはPaCO₂に36mmHgを入れれば良いのでしたよね．

$$P_AO_2 = (760-47) \times 0.21 - \frac{36}{0.8} = 105\,\text{mmHg}$$

になりました．イメージしやすいように図を描いてみます（図17）．肺胞の中に二酸化炭素分圧が36mmHg，酸素分圧105mmHg，という状況になっています．みなさんの肺でも患者さんの肺でもPaCO₂が同じなら肺胞の酸素分圧は同じになるのでした．この人の場合，P_AO_2は105mmHgあります．正常よりむしろ高いくらいです．だけど，PaO₂は50mmHgしかありませんよ，という状況になっています．

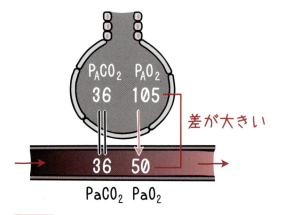

図17 症例②のガス交換

　先ほど，動脈血の酸素分圧（PaO_2）は肺胞の酸素分圧（P_AO_2）よりも低いと言いましたが，今回は結構この差が大きいですよね．こんな場合，肺胞にまでは酸素が行っているはずなのにその先の血液に行っていない，ということなので，こういうのを見たら「あ，この患者さんは肺が悪いんだな」とわかります．肺胞から血液に行っていないということは，肺胞だとか間質だとか肺血管だとか，とにかく肺そのものがどこか悪いんだな，さっきの症例とは違うな，というのがわかるわけです．

$A-aDO_2$ の考え方

　酸素が血液にたどりつくまでには，気道を通ってやってきて，肺胞を経由して間質なんかを通過して血管壁を通って血管に入っていってといろいろな要素があるにはあるんですが，肺胞の酸素分圧と動脈血の酸素分圧の差がものすごく大きい場合，ごく簡単

に言って「この人は肺が悪い」というのがわかります．症例1の患者さんとは違って，呼吸中枢の問題や，呼吸筋力の問題じゃなくて，この方の場合には肺自身に問題があることがわかります．

　ちなみに「差が大きい」というような言い方をしましたが，実はそのための用語がありまして，A-aDO$_2$（肺胞気－動脈血酸素分圧較差）と表現します．「A」は大文字なので気体でしたね．肺胞のことです．「a」は動脈血．「D」はdifferenceで「差」という意味です．O$_2$は酸素ですね．ですから，「肺胞と動脈血での酸素分圧の差」という意味になります．

　血液ガスを見たときに，A-aDO$_2$を意識するようにすると，「あ，この患者さんは何か肺に問題あるんだなぁ」というのがすぐわかるようになります．

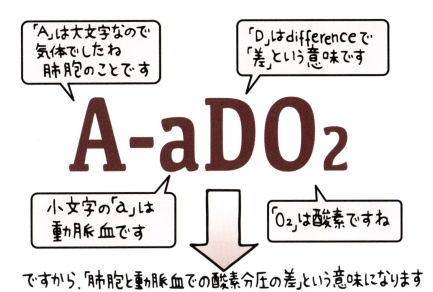

ちなみに基準値はというと，みなさんの血液ガスを採ったらA-aDO$_2$は **10mmHg 以下**になります．これが基準値です．年齢が上がるにつれてA-aDO$_2$の基準値も上がると言われていて，

A-aDO$_2$の基準値≦年齢×0.3

というような式で表されます．例えば70歳だったら20mmHgぐらいまでOK，みたいになるわけです．ということで，A-aDO$_2$を見ることで，この人は肺が悪いんです，というのがわかるようになります．

　一つ注意点です．A-aDO$_2$の正常値は10mmHg以下と言いましたが，これは原則として**21％の酸素を吸っているとき**です．吸入酸素濃度（F$_I$O$_2$）60％ですとか，リザーバーマスクで酸素いってます，っていうような高い酸素濃度では，正常でもA-aDO$_2$は10mmHgよりも高くなります．なので，正確に評価できないんです．

➡ 症例②に戻って

　この人の場合のA-aDO$_2$を計算してみましょう．

$$P_AO_2 = 150 - \frac{36}{0.8} = 105\text{mmHg}$$

なので，

$$\begin{aligned}\text{A-aDO}_2 &= P_AO_2 - PaO_2 \\ &= 105 - 50 \\ &= 55\text{mmHg}\end{aligned}$$

となります．この値は年齢に関係なく明らかに高いということが

わかるので，この人の血液ガス的診断は絶対に肺が悪い，となります．まぁ，X 線を見て肺が悪いのはわかってたんですけども，血液ガスからもこの人は間違いなく肺が悪いです，というのがわかります．治療は何をしたら良いでしょうか？ PaO_2 が低いので**まずは酸素投与**ですよね．もし酸素だけで解決しないくらい重症であれば，**人工呼吸器**が必要になります．という治療の流れになるわけですね．

血液ガス解釈：A-aDO_2 上昇による PaO_2 の低下
原　因：肺が悪い

FOLLOW UP

低流量酸素と高流量酸素

酸素投与って聞くとどんな方法を思い浮かべますか？ 鼻カニューレやマスクでの酸素投与や，リザーバーマスク，ベンチュリマスク，最近では High-flow nasal cannula なんていうのもあります．

酸素投与には大きく 2 つに分けて，**低流量システム**と**高流量システム**があります（表 1）．なんとなく，「マスクで盛大に酸素を流していれば高流量」と考えてしまうかも知れませんが，この 2 つは，**患者さんの吸う流量をすべて供給するかどうか**で分けられます．

低流量システムは患者さんが吸う息の流量をすべて供給しません．ということは，大気からも息を吸うことになる

低流量	高流量
鼻カニューレ マスク リザーバーマスク	ベンチュリマスク High-flow nasal cannula

表1 酸素療法の種類

わけです．典型的な例は鼻カニューレやマスクで，リザーバーマスクも低流量に含まれます．同じ酸素流量を使っていたとしても，患者さんの吸気の流量によって吸入酸素濃度（F_IO_2）が変化するため，正確に知ることはできません．流量15L/分で息を吸っている人と，30L/分で息を吸っている人に，同じく2L/分で酸素投与してもF_IO_2が異なるのはわかりますよね．鼻カニューレでは1L/分でF_IO_2が24％，2L/分で28％……というような値を使うことがありますが，これは**あくまでも正常な呼吸をしている場合の目安**で，呼吸不全の人には当てはまらないのです．

低流量システムに対して，患者さんの吸う空気の量をすべて供給するのが高流量システムです．例えば，High-flow nasal cannulaでは最大60L/分という高流量で酸素（＋空気）を投与するので，呼吸不全でも患者さんの吸う吸気の流量をすべて供給できると考えられます．したがって，F_IO_2を（比較的）正確に知ることができます．High-flow nasal cannulaの他にベンチュリマスクも高流量システムに含まれます．

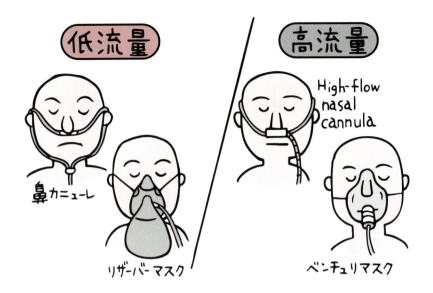

　A-aDO$_2$ の使い方がだいたいご理解いただけたところだと思うので，次のような症例を考えてみましょう．

症例③　不安神経症のある 22 歳女性．今朝から急に息苦しくなったので外来を受診．抗不安薬と経口避妊薬を服用しているが，3 日前に飲みきってしまったため，それからは服用していない．室内気での SpO$_2$ は 95％．血液ガスは以下の通りであった．血液ガスの解釈は？
📌 pH 7.48, PaCO$_2$ 32mmHg, PaO$_2$ 80mmHg, HCO$_3^-$ 24mEq/L

　息が苦しいということで若い女性が救急外来に来られました．そもそも既往に不安症があったのですが，「3 日前から抗不安薬

がなくなって飲んでいません」という病歴があります．SpO_2を測ったら95％ありました．

こういう患者さんを診たときに，SpO_2もそこそこ良いし，ちょっと不安がちな人だし，過換気でも起こしてんのかなあ……ということで，「抗不安薬を処方しますから，帰ってください」と言って良いのかどうか考えてみましょうか．

じゃあ，順番にみていきましょう．

呼吸を見たいので，血液ガスの結果から$PaCO_2$とPaO_2を見るんでしたね．そうすると，$PaCO_2$が32mmHgでした．ということは，肺胞の中の酸素分圧（P_AO_2）は，

$$P_AO_2 = (760-47) \times 0.21 - \frac{32}{0.8}$$
$$= 150 - 40$$
$$= 110 \text{mmHg}$$
$$A\text{-}aDO_2 = 110 - 80$$
$$= 30 \text{mmHg}$$

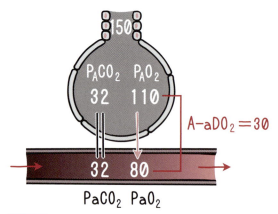

図18 症例③のガス交換

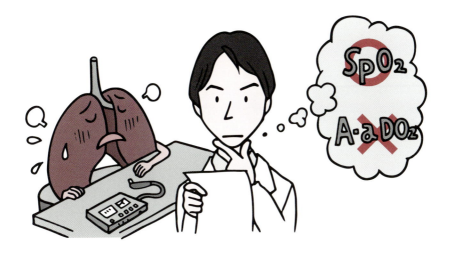

ということになりますね（図18）．

　そうすると，SpO_2 は良いかなと思ったんですけど，肺胞の酸素分圧と動脈血の酸素分圧を比べると，ちょっと気になりませんか？　結構差が大きいですよね．「若いのに何で $A-aDO_2$ が広いんだろう？」というのが気になります．実はこの患者さんは肺塞栓だったんです．経口避妊薬って肺塞栓のリスクになるんでしたよね．

　こんなふうに血液ガスを使うことで，ある程度診断に近づけるわけです．ピンポイントで「診断はこれです！」とまでは言えないんですが，肺に問題があることを見つけるのに役立ちます．

$PaCO_2$ と A-aDO_2 での鑑別

もう一度振り返ると，$PaCO_2$ が上がっていたら「**とりあえず肺以外を探せ**」となります．中枢神経なのか，末梢神経なのか，筋肉なのか，胸壁なのかはわからないけど，とりあえず肺以外の原因をまず探してください．それに対して，A-aDO_2 が上がった場合はというと，そのときは「**肺のどこかがおかしい**」と考えて原因を探してください（図 19）．

$PaCO_2 \uparrow$　　　　　　A-a$DO_2 \uparrow$

肺以外　　　　　　　　　肺
　　　　　　　　（または心臓内シャント）

図 19　$PaCO_2$ と A-aDO_2 での鑑別

「COPD（慢性閉塞性肺疾患：chronic obstructive pulmonary disease）はどうですか？」と思うかも知れません．COPD では $PaCO_2$ が上がっていることがありますよね．COPD って実は合わせ技なんです．確かに肺の問題もありますが，それだけじゃなくて呼吸筋が疲れていたり肺以外の問題もあります．

というのが，ざっくりと簡単にまとめた血液ガスでの呼吸の見かたです．

$PaCO_2$ 上昇なら肺以外の原因，
A-aDO_2 上昇なら肺の原因を探す

肺が悪いとは？

「肺が悪い」ことによる低酸素血症についてもう少しだけお話しします。A-aDO$_2$ が高くなっている場合ですね．

「A-aDO$_2$ が上がるのは肺が悪いとき」という話をしたんですが，肺が悪いことによる低酸素血症の原因を呼吸生理学的に区別すると，「V̇/Q̇ミスマッチ，シャント，拡散障害に分けられる」とちゃんと教科書に書いてあります．なんですが，これっていまひとつ鑑別に役に立たないんですよね．「たいていの肺疾患は V̇/Q̇ミスマッチを起こします」なんて言われても，「はあ，そうですか」というだけであまり鑑別には使えません．なのですが，この中で特に**シャント**についてだけお話ししておきます．シャントだけは割と鑑別が絞れるので．

シャントとは？

肺は血液と空気が接している身体の中の唯一の場所だと言いました．正常であれば，血液は健康な肺胞に接して肺毛細血管を流れていて，酸素を受け取るわけなんですが，急性呼吸促迫症候群（acute respiratory distress syndrome：ARDS）とか肺水腫とか何らかのものすごい肺疾患があると，肺胞がベチャッと潰れてしまっているというか，水浸しになっているというか，とにかく中に空気がなくなってしまいます．そうすると，「血液が酸素を受け取れませんよ！」ということが起こります．これをシャントと呼びます．静脈血が全く酸素を受け取らずにただムダに流れるこ

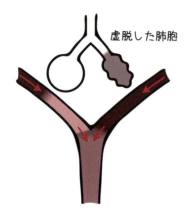

図20 シャント

とになるので，低酸素血症を起こすわけですね（図20）．血液が酸素を受け取れないので，**いくら酸素を投与してもなかなか SpO_2 や PaO_2 が改善しない**のがシャントの特徴です．

　なぜあえて区別したかというと，シャントがあるのがわかった場合，**ある程度診断を絞ることができる**からなんです．血液ガスは結局のところ診断に近づきたいから測るわけで，手がかりがあったらどんどん使いたいですね．シャントになる原因というと，まずはさっき言ったような肺胞に空気がなくなるような肺疾患です．胸部X線やCTでは黒いところが空気のあるところですね．ベターッと白くなっているところでは，肺が水浸しになっている，あるいは虚脱しているということでシャントを起こします（図21）．肺野がそんなに白くなっていなくても，動静脈奇形があるとシャントになって血液は酸素を受け取らないまま動脈へ流れて行ってしまいます（表2）．

◆ 呼 吸 編

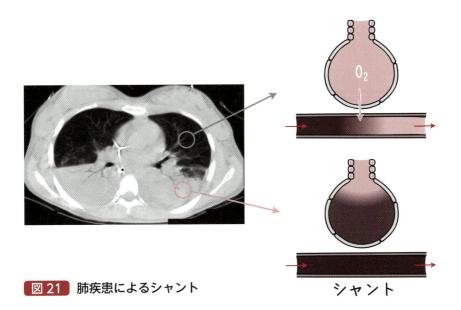

図21 肺疾患によるシャント

心臓（右→左）	肺
・卵円孔開存 　（PFO） ・心房中隔欠損 　（ASD） ・心室中隔欠損 　（VSD）	・動静脈奇形 　（AVM） ・ARDS

表2 シャントの原因

もうひとつ，肺の問題ではないのですが，**心臓の中にもシャントが起こる**ことがあります．心臓の中のシャントといえば，例えば卵円孔開存（patent foramen ovale: PFO）とか心房中隔欠損（atrial septal defect: ASD），心室中隔欠損（ventricular septal defect: VSD）なんていうのがあります（**表2**）．普段は開いていませんが，30%ぐらいの人にはPFOがあると言われてます．心臓の中で右→左のシャントが起こると，低酸素血症の原因になります．肺はそんなに悪そうじゃないのに，酸素飽和度やPaO_2が低くて酸素投与にえらく反応が悪いときには，「心臓の中にシャントがあるんじゃないかなあ」と考えるわけです．

 ポイント 酸素投与に反応が悪い低酸素血症ではシャントを考える

呼吸に関してのまとめ

呼吸に関して血液ガスをどう解釈するのかまとめてみましょう．まず$PaCO_2$が上がってるかな？と見てみます（**図22**）．それでCO_2が上がっていたら，肺の話をする前に，肺以外の部分で「神経に何かあるんじゃないかな？」，「筋肉が弱っているんじゃないかな？」ということをいったん考えます．$PaCO_2$が上がっていても，「$A\text{-}aDO_2$が上がってませんでした」となると肺は悪くないので，神経あるいは筋力だけの話で，肺は全然問題ないということが言えます．$PaCO_2$が上がっていて，同時に$A\text{-}aDO_2$が上がってたら，肺以外の問題に加えて肺にも何かありますよ，ということがわかります．まずは$PaCO_2$で肺以外に何か問題がある

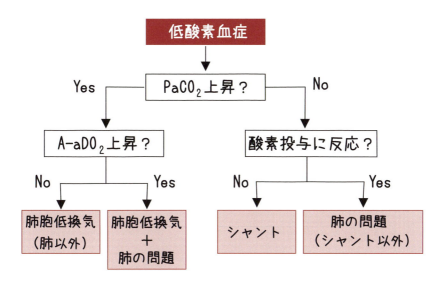

図22 血液ガスによる呼吸の評価

かどうかを見て，次に肺にも問題があるかどうかを見るといった流れです．

　そもそも，$PaCO_2$は上がってませんよ，となったら，神経や筋肉やそのあたりの問題じゃなさそうだということで，肺を中心に考えます．低酸素血症があるけど，「酸素を投与したらすぐに酸素飽和度が上がりました」となったら肺の問題の中でもシャント以外ということになりますし，「酸素投与しているのになかなか酸素飽和度が上がりません」となると，シャントがあるんじゃないかな？と考えます．シャントの場合，さっき言った「肺の中にシャントがあるんじゃないかなあ」「心臓の中にシャントがあるんじゃないかなあ」といったことを考えて診断を絞っていきます．ここまではだいたい大丈夫でしょうか？

FOLLOW UP

A-aDO₂ と P/F 比

肺が悪いかどうか知るのには A-aDO$_2$ が重要だという話をしましたが，集中治療室（ICU）で診ているような患者さんで，特に人工呼吸器を使っている場合には，P/F 比という指標を見ることがあります．この2つはどのように使い分ければいいのでしょうか？

まず，P/F というのは PaO$_2$/F$_I$O$_2$ の比のことです．たとえば，F$_I$O$_2$ が 0.5（50%）のときに PaO$_2$ が 120mmHg であれば，

$$\text{P/F 比} = \frac{120}{0.5} = 240\text{mmHg}$$

となります．

人工呼吸器では 0.21〜1.0 までのさまざまな F$_I$O$_2$ に設定することができるので，PaO$_2$ の値からだけでは単純に肺の状態を比較できず，このような指標を用います．たとえば，「F$_I$O$_2$ 0.8 で PaO$_2$ が 160mmHg なのと，F$_I$O$_2$ が 0.5 で PaO$_2$ が 120mmHg なのとではどちらが良いだろうか？」というような場合，前者の P/F 比は 200mmHg，後者では 240mmHg になるので，後者の方が酸素化は良いということになります．計算の方法を見てわかるように，P/F 比は PaCO$_2$ を考慮していませんので，「PaCO$_2$ が高いために PaO$_2$ が低くなっている」なんていう状況は判断できません．

A-aDO$_2$ と P/F 比の使い分けとしては，人工呼吸管理中の患者さんのように高い F$_I$O$_2$ が必要な場合には，酸素化の指標として P/F 比を使います．**重症度を判定**するのが主な目的です．PaCO$_2$ による影響も考慮して肺に問題があるかどうか知りたいときには，**診断目的**に（室内気で）A-aDO$_2$ を使います．

◆ 呼 吸 編

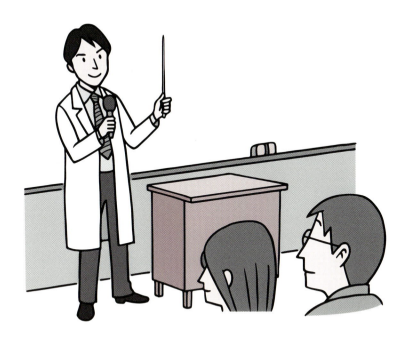

　だいぶ慣れてきたと思うので，もう一人の患者さんを診て呼吸編はおしまいにしましょう．

症例④
20歳代とおぼしき男性，公園で倒れているところを見つかり，救急室へ搬送された．痛刺激に反応せず，顔には嘔吐の痕がある．瞳孔はピンポイント．両側上肢に多数の針刺しの痕がある．室内気でのSpO_2は80％で，酸素5L/分投与で94％へ上昇した．室内気での血液ガスは以下の通り．低酸素血症の原因は？
pH 7.2, $PaCO_2$ 64mmHg, PaO_2 45mmHg, HCO_3^- 25mEq/L

いかにもアメリカンな患者さんです．針刺しの痕とかピンポイントの瞳孔なんてところから，先ほどもちょっと話した薬物中毒が考えられますね．SpO_2 は低いんですけど，酸素投与をするとすばやく上がっています．なんと都合の良いことに，酸素投与を始める前に血液ガスを採ってました！　ということで，この血液ガスを解釈して見てください．

順番に見ていきましょう．
パッと見で，悪いってことは言えそうですね．明らかに良くなさそうな感じが漂ってます．ただ，悪いのはどこなのか，何が悪いのか，どうやって治療すればいいのかというのも併せて血液ガスを見ていきたいと思います．呼吸なので $PaCO_2$ と PaO_2 を見ます．肺胞気式を使うと，

$$P_AO_2 = (760-47) \times 0.21 - \frac{64}{0.8}$$
$$= 150 - 80$$
$$= 70 mmHg$$

となり，P_AO_2 が 70mmHg しかないことがわかりました．図にすると，こういう関係になっているわけですね（図 23）．
そもそも $PaCO_2$ が高いということで，肺以外の呼吸の問題があるということがわかります．そのせいで P_AO_2 が低くなっていますね．でも，PaO_2 が 45mmHg なので，肺以外の問題だけでは説明がつかないくらい差が大きいよね，と考えます．A-aDO_2 を見るんでしたよね．ここでは，

$$\text{A-a}DO_2 = 70 - 45 = 25 mmHg$$

です（図 24）．

◆ 呼 吸 編

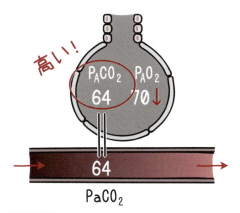

図23　症例④のガス交換1

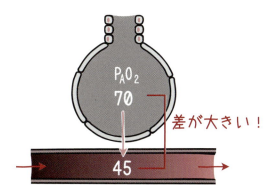

図24　症例④のガス交換2

　まとめると，そもそも $PaCO_2$ が高い，ということは肺以外のどこかが悪いんじゃないかということがまずわかります．加えて動脈血と肺胞の中の酸素分圧の差が大きいので，肺胞から血液に上手く酸素が移っていなくて肺も悪い，となります．
　この患者さんの臨床的な状況を併せて考えると，まずは薬物が

入っているせいで呼吸中枢が抑制されているんだろうなと考えます．それに加えて肺も悪いなと考えると，嘔吐していたという状況があるので，「誤嚥したんじゃないかな」と推測できるわけです．ということで，治療するには酸素投与しないといけないし，拮抗薬のある薬物だったら拮抗薬も使わないといけないし，拮抗薬が効かないとか無いということになったら人工呼吸器を使わないとCO_2を吐けない……というふうに順番に考えます．

　呼吸編はひとまずここでおしまいということにして，いったん休憩にしましょう．後半は酸－塩基平衡編です．

FOLLOW UP

静脈血液ガスについて

ふだん静脈血液ガスって使っていますか？　動脈を刺すのって結構痛いので，静脈血で済むのであればそれで済ませたいですよね．では，静脈血ガスはどの程度動脈血の代わりになるでしょうか？

動脈の血液ガスと静脈の血液ガスで何が相関して何が相関しないか，ということはさまざまな研究で検討されています[2, 3]．

まず，pHは十分近いくらい相関すると言われています．あとはHCO_3^-も動脈血と静脈血でほとんど同じです．なので静脈血で見てもかまいません．

$PaCO_2$はどうでしょうか？　成人の患者さんを相手にしている場合だと，特にCOPDの患者さんで$PaCO_2$が上がっ

ているかどうか見るのに静脈血ガスで良いか，という話になるかと思います．あいにく PCO_2 については動脈血と静脈血の相関がかなりバラバラで，「静脈血の PCO_2 がいくらだから大丈夫ですよ」とか「ダメですよ」とは言いにくいという結果になっています．

最後に PO_2 はやっぱり静脈血からは動脈血の値を予測しにくいです．

静脈血ガスは目的次第では有用なのですが，何でもかんでも動脈血の代わりになるわけではないというのは知っておいてください．

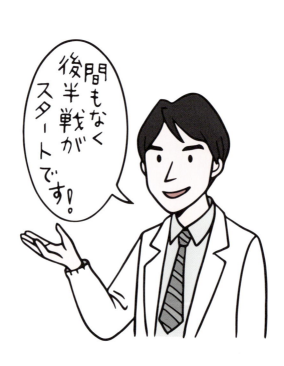

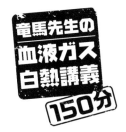

酸-塩基平衡編

さて,後半を始めましょうか.
　今日の後半は酸-塩基平衡です.苦手意識を持っている方もいらっしゃるかもしれませんが,まずはサラッと前半のおさらいから始めましょう.

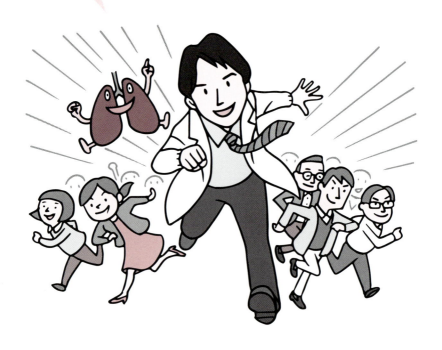

　血液ガスは,呼吸編でも言ったように大きく2つに分けて見ていきます(図1).**呼吸を見るときはPaO_2と$PaCO_2$,酸-塩基平衡を見るときはpH,$PaCO_2$,HCO_3^-を見ます.**$PaCO_2$は両方で見てますよ,という話でしたね.

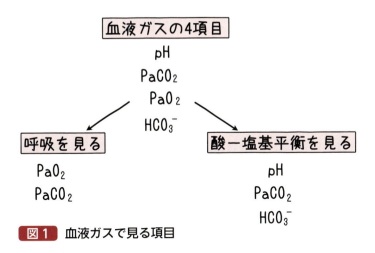

図1 血液ガスで見る項目

酸−塩基平衡を見る3つの方法

後半では**酸−塩基平衡**の話をします．酸−塩基平衡の見かたにはいくつかの方法があります．代表的なのは，

- 生理学的方法
- Base-excess法
- Stewart法

の3つです．

今回説明するのは生理学的方法です．私の独断と偏見で選んでいるのですが，理由としては，集中治療室で見るような複数の要素が関わってくるときに一番読みやすいからです．Stewart法を使うと結構いろんなことが詳しくわかる，という話を聞いたことがあるかも知れませんが，計算が面倒くさ過ぎて臨床的にベッド

サイドで簡単には使えないんです．将来的に電子カルテが検査値を集めて自動的に計算してくれるようになったりすれば，また状況は変わるかも知れません．Base-excess を使う方法だと，重症患者さんのように複合的な酸−塩基平衡異常があるときに上手く対応できないことがあります．というわけで，今回は生理学的方法を説明します．

酸−塩基平衡とは？

まず，酸−塩基平衡というとこのような式があります．見たことありますか？

Henderson-Hasselbalchの式

$$pH = 6.1 + \log \frac{HCO_3^-}{0.03 PaCO_2}$$

Henderson-Hasselbalch（ヘンダーソン・ハッセルバルヒ）の式と言います．わざわざ紹介したんですけど，この式は覚えなくていいですよ，今日の話では一切使いませんので．要は何かというと，酸−塩基平衡といったら pH，$PaCO_2$，HCO_3^- の関係です，という話ですね．化学式で見てみると，二酸化炭素と水を混ぜたら，水素イオンと重炭酸イオンになりますよ，といった式があるわけです（図2）．これが私たちの身体の中で常に起こっています．

◆ 酸-塩基平衡編

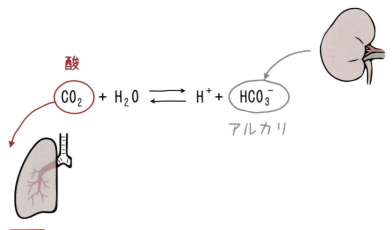

図2 酸-塩基平衡の化学式

　酸-塩基平衡を考えるときには，**二酸化炭素（CO_2）を「酸」**と考えます．**HCO_3^- は「アルカリ」**です．酸である CO_2 とアルカリである HCO_3^- が釣り合いをとっている，というのが酸-塩基平衡の話なんです．ちなみに「塩基」っていうのはアルカリのことです．酸である **CO_2 は肺から出ていきます**．前半の呼吸の話で出てきましたね．**HCO_3^- は腎臓で再吸収**されて調整されます．

　CO_2 がなぜ酸なのか，HCO_3^- はなぜアルカリなのか，みたいなことをぜひ突き詰めてじっくり議論したい，という方は多分いらっしゃらないと思いますので簡単に言うと，CO_2 がたくさんあったら，この式が右へ進んで水素イオンが増えるので，「CO_2 って酸ですよね」ということになります（図3）．そして，HCO_3^- がたくさんあったら，逆にこの化学式が左に進んで水素イオンが減るので，じゃあ「HCO_3^- はアルカリですね」ってなります．ふだん体の中では，**酸である CO_2 とアルカリである HCO_3^- がちょうどいい感じで釣り合いを保っている**のです．

$$CO_2 + H_2O \rightleftarrows H^+ \uparrow + HCO_3^-$$
酸

$$CO_2 + H_2O \leftarrows H^+ \downarrow + HCO_3^-$$
アルカリ

図3 CO_2 は酸で，HCO_3^- はアルカリである理由

ポイント　CO_2 は酸，HCO_3^- はアルカリ

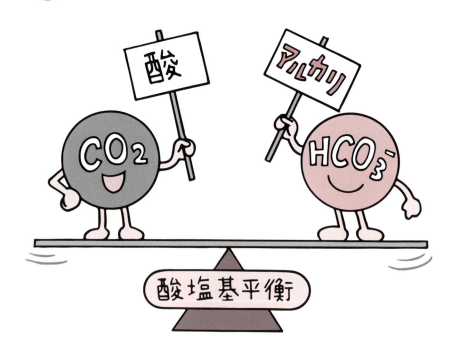

酸 − 塩基平衡の正常と異常

　酸 − 塩基平衡というのは，要は CO_2 と HCO_3^- のバランスだっていうのはいいですか？　私たちの身体の中では，CO_2 が多すぎたりとか HCO_3^- が多すぎたりとかいう極端な状況っていうのは，あんまりよろしくないんです．ですから，体の中ではこの2つができるだけバランスをとるように調節されてます．こんな秤をイメージしてみてください．片方に $PaCO_2$，もう一方に HCO_3^- が乗っかっていて，この2つのバランスでpHの針の向きが決まります．**$PaCO_2$ が40mmHg，HCO_3^- が24mEq/L のときにちょうど良くバランスが取れてpHが7.4になります**，っていう秤なんです（図4）．

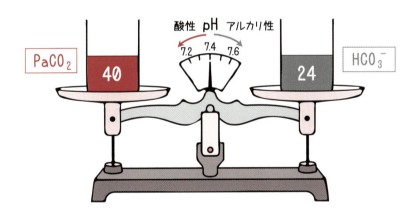

図4 $PaCO_2$ と HCO_3^- のバランス

教科書的に言うと基準値は

```
pH       7.35 ～ 7.45
PaCO₂    35 ～ 45mmHg
HCO₃⁻    22 ～ 26mEq/L
```

みたいになっていますが，今日はこれをざっくり

```
pH       7.4
PaCO₂    40mmHg
HCO₃⁻    24mEq/L
```

としてしまいます．これからの話ではこの値を使って計算してください．

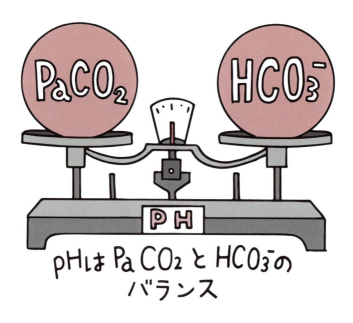

pHはPaCO₂とHCO₃⁻のバランス

ふだんはいい感じに秤が釣り合っているんですが，「CO_2 が何らかの原因で増えました」となると秤が酸性に傾きます．あるいは「ハァハァして CO_2 下がりましたよ」となると，秤は反対側のアルカリ性に傾きます．同じように，「HCO_3^- が増えました」といった場合，秤はアルカリ性に傾きますし，「HCO_3^- が減りました」となると，酸性に傾くわけです．繰り返しになりますが，CO_2 を調整してるのは肺で，HCO_3^- は主に腎臓でやってます．

ポイント pH は $PaCO_2$ と HCO_3^- のバランス

「アシデミア / アルカレミア」と「アシドーシス / アルカローシス」

いよいよ本題に入る前にちょっと言葉の整理をしましょう．酸とアルカリのバランスが酸性側に偏ることを「アシデミア(acidemia)」と言います．「-emia」というのは「血液」という意味です．血液が酸性になっていますよ，という意味で「アシデミア」と言います．逆に，アルカリに偏ることを「アルカレミア(alkalemia)」と言います．要は pH が低いのか，高いのかっていう意味です．pH が低ければ水素イオンが多くて酸性に偏っているので「アシデミア」になっています（図5）．pH が高ければ水素イオンが少なくてアルカリに偏っているので「アルカレミア」になっています（図6）．pH と水素イオンが逆向きって言うのが，初めてだとちょっととっつきにくいかも知れません．

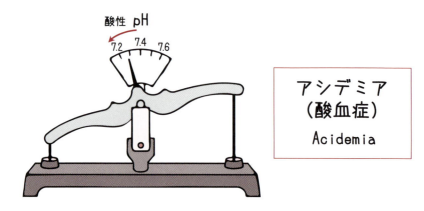

図5 アシデミアでの秤のバランス

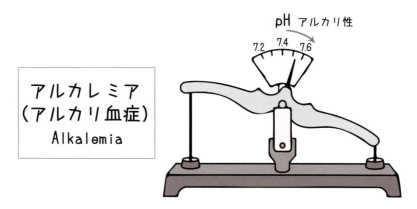

図6 アルカレミアでの秤のバランス

　「アシデミア」「アルカレミア」は，pHがどっちに偏るか，っていうのを示しているんですが，じゃあそもそも原因は何か，何が起こったら酸性あるいはアルカリ性に偏るか，っていうのが「アシドーシス」と「アルカローシス」なんです．これを秤のバランスで考えてみます．例えば，今日の前半の話で出てきた薬物中毒のように，あまり呼吸しなくて $PaCO_2$ が上がる場合．秤の左側

が重くなるので，pHが酸性に傾いてアシデミアになりますよね．こんなふうに秤を酸性側に偏らせる原因を**アシドーシス**と呼びますが，その原因が$PaCO_2$であれば**呼吸性アシドーシス**といいます（図7）．$PaCO_2$って呼吸で調節するんでしたよね．あるいは右側のHCO_3^-が減っても秤は酸性側に傾きます（図8）．HCO_3^-

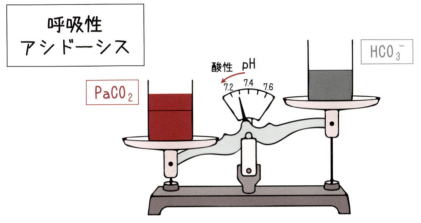

図7 呼吸性アシドーシスでの秤のバランス

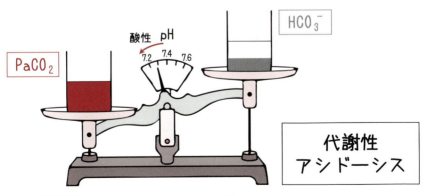

図8 代謝性アシドーシスでの秤のバランス

が原因で酸性側に偏ることを**代謝性アシドーシス**と呼びます．HCO_3^- は腎臓で調節するんですが，「腎性」とは言わず「代謝性」と呼びます．

アルカレミアになる原因も見てみましょう．アシデミアの逆の状況なので，ハァハァ呼吸して $PaCO_2$ が下がりましたというと

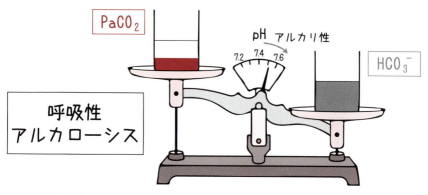

図9 呼吸性アルカローシスでの秤のバランス

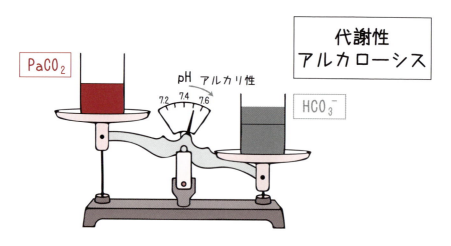

図10 代謝性アルカローシスでの秤のバランス

きには，**呼吸性アルカローシス**が原因でアルカレミアになりますし（図9），HCO_3^- が増えました，というときには**代謝性アルカローシス**のために pH がアルカリ性に偏ります（図10）．

4 種類の酸－塩基平衡異常

　このようなところが酸－塩基平衡の基本なのですが，今までの話から酸－塩基平衡異常といったら **4 種類**あることになります．酸性に傾く原因として，呼吸性と代謝性があって，アルカリ性に傾く原因としても呼吸性と代謝性があります（表1）．

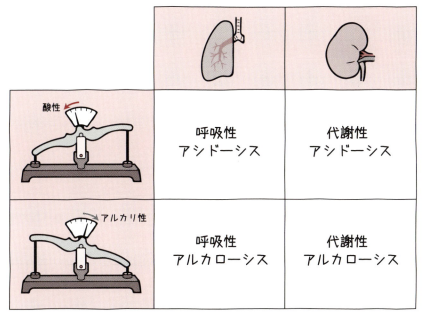

表1　酸－塩基平衡異常　4 種類

代償とは？

血液ガスでつまずくことの多い「**代償**」の話をします．

なんだかよくわからないめんどうな計算をするのが代償みたいに考えがちですが，代償って結局のところ何なのでしょう？

たとえば何らかの原因，糖尿病ケトアシドーシスとか腎不全とか下痢なんかで HCO_3^- が減っちゃった，という場合，これだけだとガツーンとおもいっきり秤が酸性に傾いちゃいますね（図11-a）．ところが，極端に pH が下がったり上がったりというのはあまり身体にとってよろしくないわけです．

そこで人間の身体は何をするかというと，なんとか pH を正常に近づけたいということで頑張ります．この場合だったら肺が頑張ります．HCO_3^- が下がるだけだとガツーンと傾いてしまうところ（図11-a）が，肺が頑張って呼吸して $PaCO_2$ を下げるおかげで少しは正常に近づきます（図11-b）．これが代償です．完全には正常にならないし，正常を通り越して秤が反対側に傾いてしまうこともありません．正常に近づくというのが代償なんです．pH 7.4 というのが身体にとって幸せな状態なので，そこに近づけるための働きですね．

糖尿病ケトアシドーシスなんかで HCO_3^- 下がりました，と言いましたが，実際に糖尿病ケトアシドーシスの患者さんを診たときにどんな呼吸をしていたか覚えてますか？　だいたい，「ハァハァ，ハァハァ」と深くて速い呼吸をしていますよね．こういう呼吸を「クスマウル（Kussmaul）呼吸」と言うんです．患者さんは，別に肺が悪いわけじゃないんだけれども，HCO_3^- が減って pH がガーンと傾いてるのを何とか代償して，頑張って戻そう

◆ 酸 — 塩 基 平 衡 編

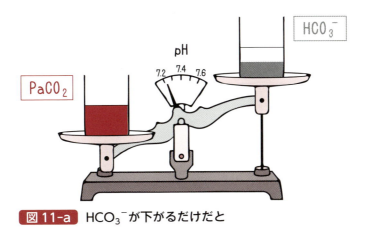

図11-a　HCO₃⁻が下がるだけだと

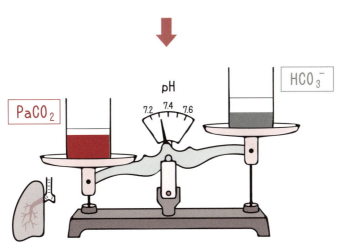

図11-b　呼吸で代償するので

として呼吸しているというわけです．

　あるいは，今度は呼吸の問題が起こって PaCO₂ が上がっちゃいました，呼吸性アシドーシスになっちゃいましたというときも，それだけだと pH がガーンと下がっちゃうので（図12-a），今度

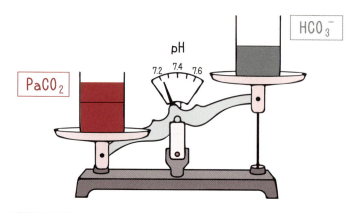

図 12-a $PaCO_2$ が上がるだけだと

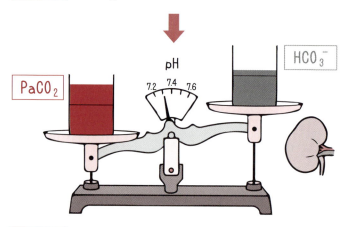

図 12-b 代謝で代償するので

は腎臓ががんばって何とか戻そうということをやるわけです（図12-b）.

 代償は身体を守るためのシステム

代償のルール

　代償というのは，pHをなるべく正常の7.4に近づけるための防御システムなんです．秤のバランスで考えるとわかるように，片方が増えたらもう片方も増える，あるいは，片方が減ったらもう片方も減るというように同じ方向に動きます．ですから，血液ガスを見て，例えば$PaCO_2$は上がっているんだけどHCO_3^-は下がっている，という状況があったら，明らかにおかしな反応をしているのがわかります．このようなときにはそれだけで，「1種類ではなくて複数の酸-塩基平衡異常がありますよ」とわかります．というわけで，代償のルールには，まず「同じ方向に動く」というのがあります（表2）．

- $PaCO_2$とHCO_3^-は同じ向きに動く
- pHは正常に近づくが，完全に正常化しない
- 肺は早く，腎は遅い

表2 代償のルール

　次に，代償によって秤のバランスは基準の7.4に近づきます．しかし，きっちり7.4にまで戻るとか，7.4を通り越してしまうとかいうことはありません．ですから，もし代償しすぎていたら，やっぱり1種類だけでなく複数の酸-塩基平衡異常があることがわかります．

3つめとして，スピードの違いがあります．呼吸を変えるのはすぐできるので，肺で代償をするのは速いです．でも，腎臓で代償をしようと思ったら，尿での HCO_3^- の再吸収を調節しないといけないので，今すぐというわけにはいかないんです．「今からすぐおしっこします」ってわけにはいかないので，腎臓での代償には少し時間がかかります．だいたい数日はかかると考えられています．なので，呼吸による酸－塩基平衡異常を腎臓が代償するときには，急性（数日以内）と慢性（数日以降）で代償の程度が変わります．慢性の方がpHをより7.4に近づけるように代償します．

　このように代償のルールを知っていると，そこから外れた血液ガスを見たときに，1つではなく複数の酸－塩基平衡異常があることを見つけられるようになります．

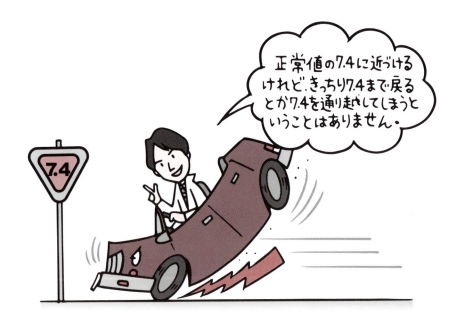

◆ 酸 ─ 塩 基 平 衡 編

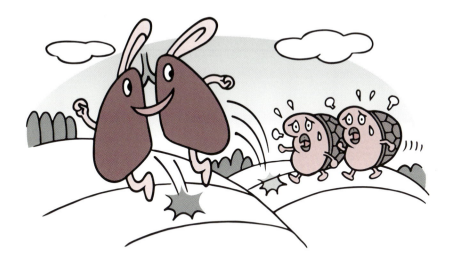

代償の目安

　どれくらい代償するのが正しい代償なのか，という目安になる数字があります．おそらく血液ガスがとっつきにくいと思うのは，このあたりの数字を覚えないといけないことにあると思いますが，こういうのはムリに覚えなくていいんです．皆さんふだんからスマホとか持ち歩いているでしょうから，それに入れておけばいいです．使うときにその都度見ていれば，そのうちだんだんと覚えていくでしょう．もし覚えられなかったら？　うーん……スマホのある時代で良かったですね．

　代償の目安を表にしたのがこれです（表3）．この表の見かたですが，「代謝性アシドーシスで HCO_3^- が 1mEq/L 下がったら，

$PaCO_2$ は 1.2mmHg くらい下がるのが適切な代償ですよ」となります．ですので，もし 1.2mmHg 下がっていなかったり，1.2mmHg を超えて下がってたら，「代償以外になんか他のことが起こってるよね」と考えます．アルカローシスの場合も同じです．「HCO_3^- が 1mEq/L 上がったら $PaCO_2$ は 0.7mmHg くらい上がるというのが正しい代償だ」という風に見ます．代謝性の酸塩基平衡異常ではアシドーシスの方が圧倒的に多いし，圧倒的に重要なので，覚えるのであればまずは代謝性アシドーシスを覚えておくのが良いと思います．

次に，呼吸性の場合ですが，こっちはちょっとややこしくて，

	HCO_3^- →	$PaCO_2$
代謝性アシドーシス	↓ 1 mEq/L	↓ 1.2mmHg
代謝性アルカローシス	↑ 1 mEq/L	↑ 0.7mmHg

表 3-a　代償の目安　〜代謝性異常の場合〜

		$PaCO_2$ →	HCO_3^-
呼吸性アシドーシス	急性	↑ 10mmHg	↑ 1mEq/L
	慢性	↑ 10mmHg	↑ 3.5mEq/L 以上
呼吸性アルカローシス	急性	↓ 10mmHg	↓ 2mEq/L
	慢性	↓ 10mmHg	↓ 4mEq/L 以上

表 3-b　代償の目安　〜呼吸性異常の場合〜

◆ 酸 ― 塩 基 平 衡 編

「急性」と「慢性」に分かれています．呼吸の問題があって $PaCO_2$ が上がりましたとか下がりましたといったときって，腎臓で代償しないといけないんですが，さっきも言ったようにすぐには完成しないんですね．ですから，すぐにできる急性の代償と，もっと時間がかけてする慢性の代償の2つに分けて考えます．「$PaCO_2$ が10mmHg 上がりました」といったときに，薬物中毒のように急性だと HCO_3^- が 1mEq/L くらい上がります．COPD の患者さんなどで見られるように慢性に上がっているのであれば，HCO_3^- は 3.5mEq/L 以上上がります．こんなふうに，大体の代償の目安としてこういう数字が使えます．

ちなみに，どうやってこんな数字を調べたのかというと，何十年か前の先生方がいろいろな人の血液ガスのデータを取った蓄積が「だいたいこれくらい」といった感じになっているのです．

代償の目安は，今日これからの話で何回も出てくるので，その都度この表を使ってください．

 正しい代償には目安がある

代償の実際

具体的に患者さんの例で代償を見てみます．

例えば，糖尿病ケトアシドーシスなんかで代謝性アシドーシスを起こしたとします．そんなときに「HCO_3^- が 14mEq/L まで下がりました」となったら，そのままだと pH がガーンと下がっちゃいますよね（図13-a）．そこで，呼吸が頑張って代償します．

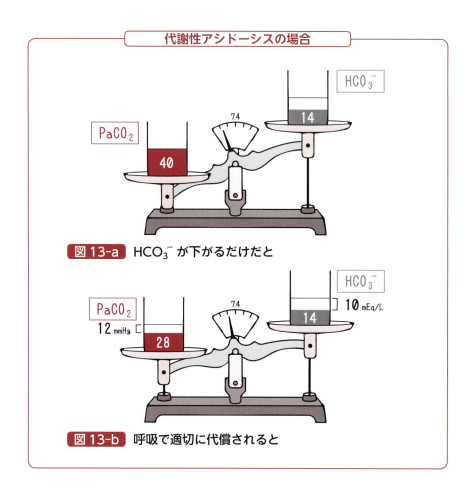

図13-a HCO₃⁻ が下がるだけだと

図13-b 呼吸で適切に代償されると

　どのくらい頑張るのが良いのかをさっきの**表3-a**（☞ p.70）で見てみましょうか．HCO₃⁻ が10mEq/L下がるということは，PaCO₂ はどれくらい下がるのがちょうどいい感じですか？12mmHgですね（**図13-b**）．血液ガスを見てみて，PaCO₂ が実際にそれくらいに下がっていれば，「きっちり頑張って代償してるんだな」というのがわかるわけです．

　今度は呼吸の方で，PaCO₂ が60mmHgになりましたという場合を考えてみます（**図14-a**）．「薬物中毒でPaCO₂ が上がっ

◆ 酸 — 塩 基 平 衡 編

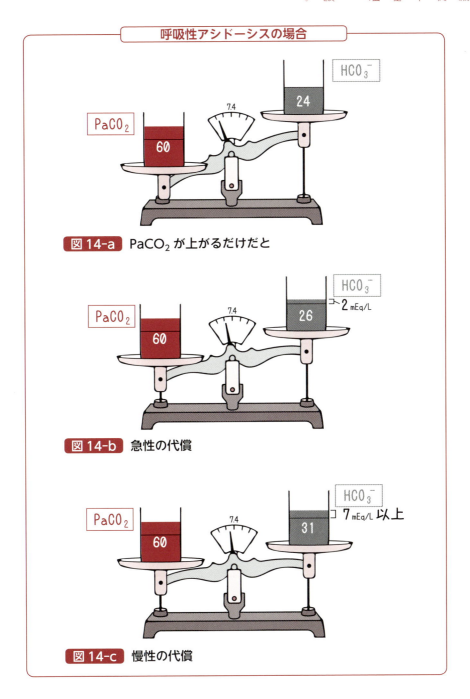

ちゃいました」というような急性の場合，HCO_3^- はそんなにすぐには上がりませんという話をさっきしましたね．腎臓というのはすぐにおしっこを作るとか HCO_3^- を再吸収するということができないので，急性の呼吸性アシドーシスだと $PaCO_2$ が 10mmHg 上がっても大体 HCO_3^- は 1mEq/L くらいしか上がりません（☞ p.70, 表 3-b）．この例でいうと，HCO_3^- は 2mEq/L くらい上がって 26mEq/L くらいになる代償が起こるのです（図 14-b）．

　では，これが慢性だとどうなるんでしたっけ？　急性を通り過ぎて慢性になった場合，例えば COPD で外来に通院されている患者さんを思い浮かべてもらいたいんですが，そういった慢性の患者さんだったらどれくらいになっているかというと，$PaCO_2$ が 10mmHg 上がるごとに HCO_3^- は 3.5mEq/L 以上上がる（☞ p.70, 表 3-b）ということが予測されるので，最低 7mEq/L

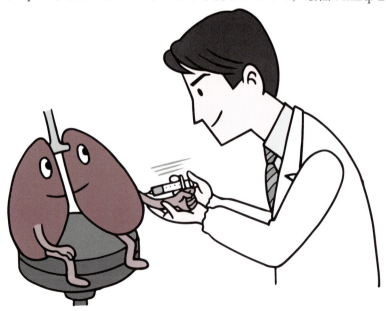

くらいは代償をしますよ，となるのです（図 14-c）．

どうしてこんな一見めんどうなことを話すかというと，「だいたいこれくらい代償しますよ」ということを知っておけば，そこから外れた血液ガスをみたときに「なんか代償とは違うことが起こっているね」というのを判断できます．例えば，「COPD で慢性的に CO_2 が溜まってて HCO_3^- が上がってるだけじゃなくて，腎不全になって HCO_3^- が下がったよね」ということがわかるわけです．というわけで，代償をいちいち数字で確認してみているのです．

> **ポイント** 正しい代償から外れていたら，他の酸−塩基平衡異常を考える

4 ステップで読む酸−塩基平衡

ここまで酸−塩基平衡の基礎知識をお示ししたので，これ以上新しいことは言いません．この知識を使って実際に血液ガスをやっつけて行きましょう．

血液ガスの見かたというと，巷では 3 ステップでやる方法とか，4 ステップでやる方法とかいろいろあります．これって全く違うやり方の話をしているわけではなくて，要は何を言ってるかというと，なんとなく数字を眺めて OK とかダメとか言うんじゃなくて，「読み方を決めとこうね」ということなんです．X 線や心電図には読む作法ってありますよね．「こういうふうに順番に見ていけば，もれなく読めますよ」みたいな．血液ガスを読むときもそれと一緒です．なので，ここからは読み方のお作法をお話しします．私はどんなふうにやっているかというと，**4 ステップ**で考えています．

では，その方法です．

Step 1：まずは，**アシデミアなのかアルカレミアなのか**，酸性に傾いているのかアルカリ性に傾いているのかを見ます．要は pH が 7.4 より低いのか高いのかを見ます．

Step 2：次に，pH が偏っている原因が**呼吸なのか代謝なのか**を見ます．$PaCO_2$ と HCO_3^- を見て，どっちが原因でバランスが崩れているのか判断するわけです．

Step 3：それが終わったら，Step 2 の原因に応じて**ちゃんと代償できているか**みます．どれくらい代償してればいいのかは先

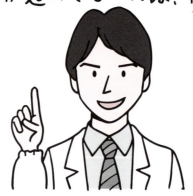

ほど見ましたよね．

　Step 4：Step 3で代償がうまくできていればOKなんですが，もしできていなければ，**他の酸－塩基平衡異常**があるんじゃないか，と考えます．

　実はズルして，4ステップと言いながらプラス2があるんですが，いきなり6ステップとか言うと引いちゃうかも知れないので，これに関しては後でまた説明します．

 酸－塩基平衡は4ステップで読む

　では，ここからは症例を見ていくことにしましょう．最初の患者さんは，先ほども登場していただいたみなさんお馴染みのこの方です．

友人のアフリカ土産の吹き矢で指を切ったあとから，急速に筋力低下と呼吸困難が出現した22歳医学生が救急室に搬送されてきた．矢には「クラーレ」が塗ってあったという．呼吸回数32回/分，室内気でのSpO₂は75％．血液ガスは以下の通りであった．血液ガスの解釈とその原因は？
pH 7.08, PaCO₂ 80mmHg, PaO₂ 40mmHg, HCO₃⁻ 26mEq/L

　さきほどは呼吸について考えてみましたが，今回は同じ血液ガスで酸－塩基平衡の観点から見てみましょう．酸－塩基平衡ではpHとPaCO₂とHCO₃⁻，の3つを見るんでしたよね．では，4

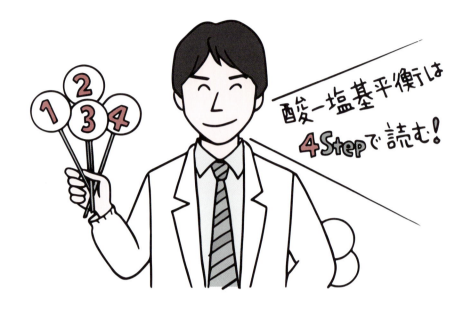

ステップで順番に行きます（図 15）．

　まず Step 1 です．この人の pH が 7.08 ということは酸性かアルカリ性かどちらでしょうか？　酸性ですね．ということで，アシデミアであることがわかります．

　次に Step 2 です．原因は呼吸と代謝のうちどちらっぽいですか？　はい，呼吸ですね．$PaCO_2$ か HCO_3^- かどちらが原因で秤が傾いているかと考えると，この場合は $PaCO_2$ が高いせいで秤が傾いています．なので，呼吸性アシドーシスということになります．

　次に Step 3 で代償を考えてみます．この場合，呼吸性アシドーシスは急性か慢性か，どちらだと思いますか？　病歴から急性っぽいですよね．急性の呼吸性アシドーシスだと考えると，この方の代償はちょうどいい感じですか？　呼吸が原因のときには，腎臓はすぐには代償してくれないんでしたよね．急性だとどれくらいの代償が起こると予測されますか？　$PaCO_2$ が 80mmHg

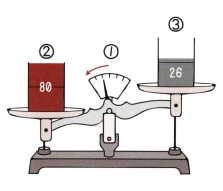

図15 症例①の酸-塩基平衡

に上がっているから，正常の40mmHgよりも40mmHgだけ高くなっていることになって，HCO_3^-は

$$(80-40) \times \frac{1}{10} = 4\ mEq/L$$

くらい上がるはずです．となると，28mEq/Lくらいになっていれば，ちょうどいい感じで代償していることになります．測定したHCO_3^-は26mEq/Lなので，まあ十分近いでしょう．ピッタリ計算通りにはなりませんから，大体±2くらいまでなら良いかな，と考えます．

最後にStep 4ですけど，Step 3から代償はちょうどいいので，他の酸-塩基平衡異常は考えなくて良さそうだな，となります．

なので，今回の血液ガスの結論は，急性の呼吸性アシドーシスになります．呼吸のメカニズムについては前半部分で説明しましたね．中枢神経でコントロールする部分（コントロール系）と，呼吸筋を動かすという肉体労働する部分（駆動系）と，ガス交換す

る部分（ガス交換系）の3つがあって，CO_2 が溜まっていると いったらまずは肺以外を考えるという話でした（☞ p.25）．今回 の原因は筋弛緩による呼吸筋麻痺なので，駆動系の障害です．

血液ガス解釈：急性呼吸性アシドーシス
原　因：呼吸筋力低下による肺胞低換気
**　　　　（駆動系の障害）**

急性？ 慢性？

　この患者さんの経過から，今回は急性だと判断しました．数日以上経っているっぽい話ではなかったですよね．このように，呼吸性のアシドーシスとかアルカローシスで急性なのか慢性なのか判断するには，**臨床経過が一番大事**です．数字で計算してpHと $PaCO_2$ がどうだからどっちというやり方もあるんですが，血液ガスを読むときに数字だけ見ていてもしょうがないんですね．患者さんがいて血液ガスがあるので，患者さんの臨床経過は常に考慮に入れつつ，血液ガスがそれにちゃんと合ってるかな，と考えながら解釈します．同じ血液ガスの結果でも，COPDの患者さんだったとすると，解釈の仕方も変わってきます．

 血液ガスは臨床経過と合わせて読む

◆ 酸-塩基平衡編

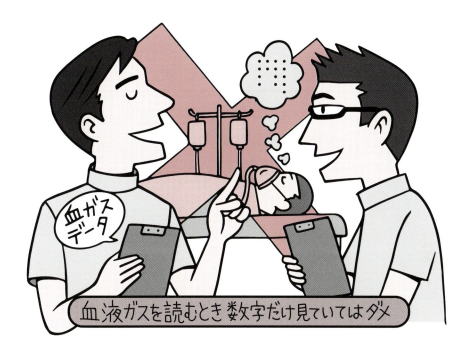

血液ガスを読むとき 数字だけ見ていてはダメ

FOLLOW UP

「ちょうどいい代償」の範囲は？

代償の目安を表に示しましたが，実際の血液ガスを読むときにはピッタリこの通りの数字になることはなく，若干のズレが生じます．それでは，どれくらいまでなら「ちょうどいい代償」と考えて，どれくらいから「代償が上手くいっていない」と考えれば良いのでしょうか？

講義でも説明しましたが，私は±2ぐらいならまあOKというふうに考えています．「じゃあ2.1だったら絶対ダメ

なんですか？」といわれると……ちょっと難しいところですよね．血液ガスは患者さんの臨床経過と合わせて読むことが重要なので，代償がちょうどいいか判断するのにも，やっぱり患者さんに戻るのが良いと思います．患者さんの臨床経過と照らし合わせて，「この人は一つの病気だけで説明して良いのかな，もっといろんなこと考えないといけないのかな？」というところに立ち返って考えるのが良いのではないでしょうか．

はい，じゃあ次の患者さんです．前半の呼吸編で見た患者さんと似ていますが，別の方です．

23歳女性，1時間前からの胸部絞扼感とふらつきにて救急外来を受診．手指・口唇周囲のしびれも訴えている．普段は抗不安薬と経口避妊薬を内服しているが，数日前に飲みきってしまったとのこと．
電解質と血液ガスは以下の通りであった．血液ガスの解釈とその原因は？
Na^+ 135mEq/L, Cl^- 98mEq/L
pH 7.54, $PaCO_2$ 22mmHg, PaO_2 115mmHg, HCO_3^- 22mEq/L

では，張り切っていきましょう（図16）．

まず Step 1 で pH をみます．どっち方面に偏っていますか？ pH が 7.54 なのでアルカリですね．アルカレミアです．

次に Step 2 で，原因は $PaCO_2$ と HCO_3^- のどちらっぽいですか？ $PaCO_2$ が下がってるせいで秤が傾いているので，呼吸性アルカローシスですね．

その次に Step 3 で，代償はいい感じですか？ 正常 40mmHg と比べると $PaCO_2$ が 22mmHg まで 18mmHg 下がっているので，急性だとすると HCO_3^- は

$$(40-22) \times \frac{2}{10} = 3.6 \text{mEq/L}$$

だけ下がっているはずで，

$$24 - 3.6 = 20.4$$

くらいになっているはずです．測定値の 22mEq/L と近いので，

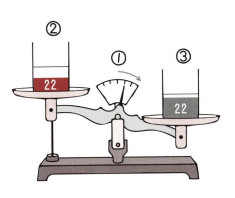

①アルカレミア
②呼吸性アルカローシス
③予想される代償
$(40-22) \times \frac{2}{10} = 3.6$
予想される HCO_3^- の値
$24 - 3.6 = 20.4$
適切な代償
④なし

図16 症例②の酸-塩基平衡

急性の呼吸性アルカローシスとして合致します，というふうに考えられますね．

　ちょうどいい感じに代償しているということは，Step 4で何か他に酸-塩基平衡異常があるとは考えなくて良いので，これで解決ですね．ですから，この症例では過換気しているせいで，急性呼吸性アルカローシスを起こしたんだということがわかります．

血液ガス解釈：急性呼吸性アルカローシス
原　因：過換気

FOLLOW UP

呼吸の評価は？

　もしこの症例で，呼吸の方はどうなの？ということをみたければ，呼吸編でお話しした通り A-aDO$_2$ を計算します．

$$P_AO_2 = 150 - \frac{22}{0.8} = 122.5\,\mathrm{mmHg}$$

$$A\text{-}aDO_2 = P_AO_2 - PaO_2 = 7.5\,\mathrm{mmHg}$$

となるので，A-aDO$_2$ は正常範囲内です．したがって，肺には異常がないだろうと考えられます．

◆ 酸 — 塩 基 平 衡 編

東南アジアでの休暇から戻ったばかりの32歳男性，2日前からのひどい嘔吐を主訴に来院．全身倦怠感が強く，身体所見では粘膜が乾燥している．心拍数120回/分，血圧90/50mmHg．立ち上がると血圧が低下して，心拍数が上昇する．
電解質と血液ガスは以下の通りであった．血液ガスの解釈とその原因は？
Na^+ 146mEq/L，Cl^- 98mEq/L
pH 7.50，$PaCO_2$ 49mmHg，PaO_2 80mmHg，HCO_3^- 38mEq/L

次の患者さんはですね，ものすごい吐いている方です．この方の血液ガスを見てみます（図17）．

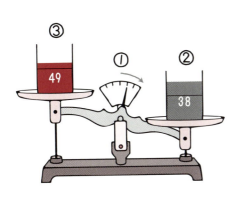

①アルカレミア
②代謝性アルカローシス
③予想される代償
　$(38-24) \times 0.7 = 9.8$
　予想される$PaCO_2$の値
　$40 + 9.8 = 49.8$
　適切な代償
④なし

図17 症例③の酸–塩基平衡

順番に見ていきましょう．

　まず Step 1，アシデミアかアルカレミアか，ですが，どちらですか．pH が 7.5 と高いのでアルカレミアですね．

　Step 2 ですが，原因は何でしょうか？　HCO_3^- が上がってるせいで秤が傾いています，ということで代謝性アルカローシスですね．

　Step 3 の代償を見てみましょう．代謝性アルカローシスということで，呼吸で頑張る……というか頑張らない，サボることで $PaCO_2$ を上げようとする．そうするとどうでしょうか？　いい感じにできてますね．HCO_3^- が正常の 24mEq/L から 38mEq/L まで上がっているので，

$$(38-24)\times 0.7 = 9.8\,\mathrm{mmHg}$$

だけ $PaCO_2$ が上がることが予測されます．実際の $PaCO_2$ は 49mmHg でだいたいその通りになっているので，代償は適切だと考えられます．

　ですから，Step 4 は特に考えなくても良さそうですね．

　まとめると，この患者さんは吐いているせいで水素イオンなりカリウムイオンなりを失っているので，代謝性アルカローシスになっているんですね．

血液ガス解釈： 代謝性アルカローシス
　　　原　因： 嘔吐

◆ 酸 － 塩 基 平 衡 編

代謝性アルカローシスの原因

　代謝性アルカローシスってどんな原因で起こりますか？　よくあるのは今回の症例のような嘔吐，あるいはNGチューブが入っていてどんどん胃液を吸引しちゃっているという場合ですね．あるいは，ループ利尿薬やチアジド系利尿薬といった利尿薬を飲んでいる場合も代謝性アルカローシスになることが多いです．まず，嘔吐と利尿薬をきっちり覚えておくと良いでしょう．

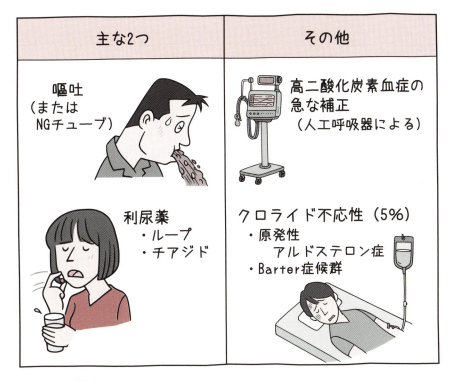

表4　代謝性アルカローシスの原因

集中治療室にいるような重症患者さんに限って言うと，COPDの患者さんのように普段からCO_2が溜まってる人の$PaCO_2$を人工呼吸器でいきなり普段より下げちゃった，なんてときも代謝性アルカローシスになることがあります．こういう患者さんは，慢性呼吸性アシドーシスの代償でHCO_3^-も高くなっていますよね．なので，$PaCO_2$だけいきなり下げちゃうと，高いHCO_3^-のせいで代謝性アルカローシスになってしまうんです．

　その他に，原発性アルドステロン症であるとかBarter症候群なんていう比較的稀な原因もあります（5％くらい）．こういうのは「クロライド不応性」という名前で分類されることもあります．「クロライド不応性」というのは，生理食塩水を輸液しても治らないということです．嘔吐や利尿薬で代謝性アルカローシスになっている場合は，生理食塩水を輸液すれば良くなるのと対照的です．

　以上が代謝性アルカローシスのお話です．

　では，次の症例に行きましょう．
　先ほどは嘔吐でしたが，今回は下痢の患者さんです．

症例④
クローン病の既往のある20歳女性．2〜3日前からのひどい下痢を主訴に救急外来を受診．強い嘔気もあるため，ここ数日間は経口摂取がほとんどできていない．電解質と血液ガスは以下の通りであった．血液ガスの解釈とその原因は？

Na^+ 135mEq/L, Cl^- 104mEq/L
pH 7.32, $PaCO_2$ 35mmHg, PaO_2 96mmHg, HCO_3^- 19mEq/L

酸 － 塩 基 平 衡 編

　呼吸性アシドーシス，呼吸性アルカローシスときて，さっきは代謝性アルカローシスだったので，その次は……みたいに空気読んで判断しないでくださいね．しっかり，血液ガスの見かたの手順に従っていきましょう．

　では，また順番に見ていきます（図18）．
　まず，STEP1でpHを見て……アシデミアです．
　次に，STEP2でPaCO$_2$とHCO$_3^-$を見て……代謝性アシドーシスですね．
　それからSTEP3です．代謝性アシドーシスの代償を考えると，HCO$_3^-$が正常の24mEq/Lから5mEq/Lだけ下がると，PaCO$_2$が6mmHgくらい下がるはずなので，おおむね適切に代償されています．

　というわけで，他の酸－塩基平衡異常があることは考えなくて良さそうなので，結論としては代謝性アシドーシスになります．
　それでは，原因は何でしょう？　下痢しているって言うので，そのせいで代謝性アシドーシスになっているかな……と考えますが，ここでちょっと追加があります．

①アシデミア
②代謝性アシドーシス
③予想される代償
　（24－19）×1.2＝6
　予想されるPaCO$_2$の値
　40－6＝34
　適切な代償
④なし

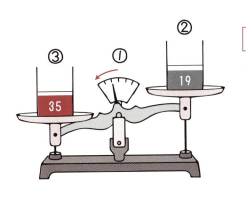

図18　症例④の酸－塩基平衡

代謝性アシドーシスではアニオンギャップ

代謝性アシドーシスはいろいろな原因で起こります．割と幅が広いというか，鑑別診断が広いんですよね．そこで，代謝性アシドーシスがある場合だけ，追加することがあります．先ほど「血液ガスは4ステップで読む」と言ったんですが，訂正します．**代謝性アシドーシスの場合には2ステップ追加**します（図19）．

まず追加で見るのはアニオンギャップです．用語は聞いたこと

＋2

4 Stepで読む酸–塩基平衡

1. アシデミアかアルカレミアか？　→pH
2. 呼吸性か代謝性か？　→$PaCO_2$とHCO_3^-
3. 代償は適切か？　→代償の計算
4. 代償が適切でなければ、他の異常は？
5. アニオンギャップ（anion gap）を計算
    ↓　AG ＞ 12であれば
6. 補正HCO_3^- を計算

図19 4＋2ステップで読む酸－塩基平衡

◆ 酸 — 塩基平衡編

があるかも知れません．アニオンギャップを見ることがなんの役に立つかというと，さらに鑑別を絞ることができるのです．「この患者さんには代謝性アシドーシスがあるのでその原因を探さなければ」というときに，アニオンギャップを使うことでさらに鑑別を絞れるんですね．便利な気がしません？ ちょっと興味が湧いてきました？ アニオンギャップに加えて補正 HCO_3^- なんていうのを計算することもありますが，これはまた後のお話にします．

 ポイント 代謝性アシドーシスではアニオンギャップを見る

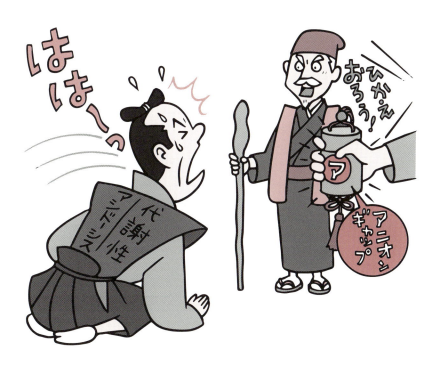

アニオンギャップとは？

アニオンギャップ（anion gap：AG）ってそもそもなんでしょうか？　アニオンというは陰イオンのことです．体の中の陽イオンの数と陰イオンの数の合計は一緒です．陽イオンを全部足したのと，陰イオンを全部足したのは一緒になるはずなんです．これがもし同じじゃなくて，陽イオンの方が多い人とか，陰イオンの数の方が多い人とかがいると，勝手に他の人とくっついたり離れたりして大変そうですね．

血清陽イオンといったら，主なものはナトリウム（Na^+）．ちょこっとカリウム（K^+）があって，マグネシウム（Mg^{2+}）だとかそれ以外も若干あります．陰イオンの主なものはクロライド（Cl^-）で，次にHCO_3^-があって，その他もろもろあります．「その他もろもろ」って，どんなものかというと，タンパクはけっこう陰性荷電するので，ここに入ります．特にアルブミンが代表的です．あとはリン酸塩とか硫酸塩とかもここに入っています．

ということで，

陽イオン数＝Na^+＋K^+＋その他の陽イオン
陰イオン数＝Cl^-＋HCO_3^-＋その他の陰イオン

となって，両方の数は等しくなっています（図20）．

臨床で簡単に使うために，若干省略して計算したのがアニオンギャップです（図21）．

アニオンギャップ＝Na^+－（Cl^-＋HCO_3^-）

で計算します．陽イオンと陰イオンの差ということで，もろもろ

◆ 酸 - 塩 基 平 衡 編

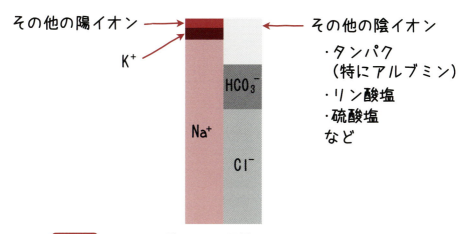

図20 陽イオンと陰イオンの関係

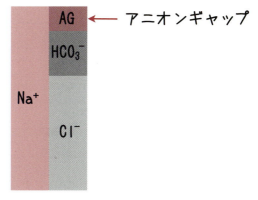

アニオンギャップ ＝ [Na^+] − ([Cl^-] + [HCO_3^-])

図21 アニオンギャップ

入っている部分がアニオンギャップになるわけです．アニオンギャップの基準値は 10〜14mEq/L くらいなんですが，これからの話のために今日はきっちりと **12mEq/L** だということにします．

[酸－塩基平衡基準値]
pH　　　7.4
PaCO₂　40mmHg
HCO₃⁻　24mEq/L
AG　　　12mEq/L

ひとつ注意点です．さっきも話した通りアニオンギャップにはアルブミンも入っているので，ものすごい低アルブミン血症がある人だとそれだけでアニオンギャップは下がるんです．ですから，

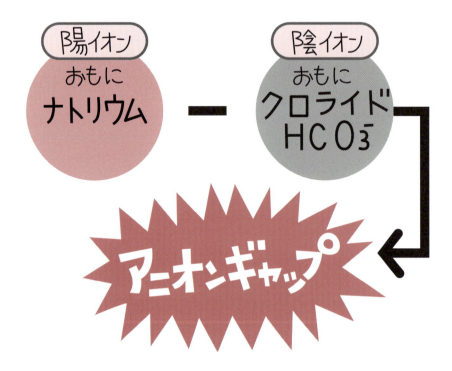

見た目のアニオンギャップは正常というときでも，アルブミンが低ければ補正して考えることが必要になります．これから見る症例では，アルブミンは正常だと仮定して話を進めることにします．

 ポイント アニオンギャップとは測定できない陰イオンの集合

FOLLOW UP

アルブミンによるアニオンギャップの補正

アルブミンは血液中で陰イオンとして存在していて，アニオンギャップの主な構成要素になっています．なので，アルブミンが低下しているとそれだけでアニオンギャップが低くなるのです．アルブミン低下のせいでアニオンギャップが低くなっていることを考慮しなければ，乳酸やケトンでアニオンギャップが本来よりも高くなっていてもそれに気づかないかも知れません．ですから，アルブミンが低いときには補正するようにします．

アルブミンは 4g/dL を基準値と考えます．そこから 1g/dL 低下するごとにアニオンギャップ（AG）は 2.5mEq/L 下がります．

したがって，

$$補正AG = AG + 2.5 \times (4 - 血清アルブミン)$$

という計算になります．

例えば，Na^+ 135mEq/L，Cl^- 99mEq/L，HCO_3^- 24mEq/L，アルブミン 2g/dL の場合，一見するとアニオンギャップは，

$$AG = 135 - (99+24) = 12 mEq/L$$

で正常のように見えますが，アルブミンが低いことを考慮して補正すると，

$$補正 AG = 12 + 2.5 \times (4-2) = 17 mEq/L$$

となり，アニオンギャップが増加する代謝性アシドーシスがあることになります．

アニオンギャップが正常の代謝性アシドーシス

アニオンギャップというのは，**正常か増加するかの2パターン**しかありません（図22）．なので，計算してどちらのパターンか見分けます．

まずは，アニオンギャップが正常の代謝性アシドーシスを考えてみましょう（図23）．

代謝性アシドーシスなので HCO_3^- は低くなっています．アニオンギャップは正常のままなので，何が変わってるかっていうと，HCO_3^- が減った分，Cl^- が増えているんですね．こういうパターンを取るアシドーシスのことを，**「アニオンギャップが正常な代**

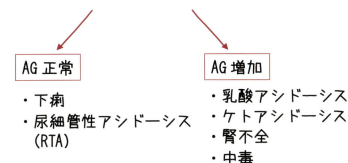

図22 アニオンギャップによる代謝性アシドーシスの鑑別

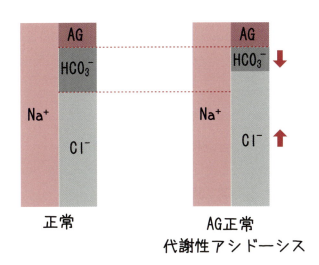

図23 AG正常代謝性アシドーシス

謝性アシドーシス」と言います．HCO_3^- が減った分そのまま Cl^- が増えているという関係になります．アニオンギャップを見るのは鑑別のためだと言いましたが，このパターンになるアシドーシ

スと言ったら，とりあえず

- 下痢
- 尿細管性アシドーシス（renal tubular acidosis：RTA）

の2つを覚えておいてください（表5）．

　アニオンギャップが正常な代謝性アシドーシスを見たら，この人下痢してるのかな，あるいはRTAかな，と鑑別が絞れます．

　この2つが内科的には主な鑑別になるのですが，集中治療室にいるような重症の患者さんだったら，ショックの治療のために生理食塩水を10Lくらい大量に輸液したときも，同じようにアニ

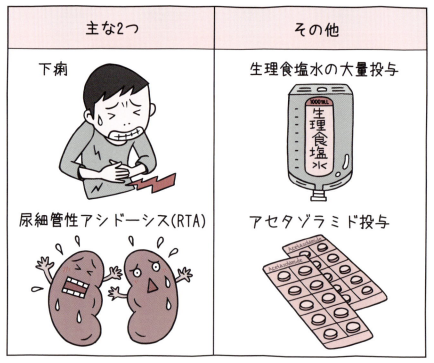

表5　AG正常代謝性アシドーシスの原因

◆ 酸 ─ 塩 基 平 衡 編

オンギャップが正常の代謝性アシドーシスを起こすことがあります．生理食塩水って，Na^+ と Cl^- だけで HCO_3^- が入ってないので，大量に入れると Cl^- が上がって HCO_3^- が下がっちゃうんですよね．薬剤では，尿細管での HCO_3^- 再吸収を阻害するアセタゾラミドがアニオンギャップ正常代謝性アシドーシスの原因になります．こういう背景がわかっていればすぐにわかるので，鑑別に苦慮することはあまりありませんが……．

以上がアニオンギャップが正常な場合です．

アニオンギャップが増加する代謝性アシドーシス

次は**アニオンギャップが増加する代謝性アシドーシス**です．こちらではどうなっているかというと，**HCO_3^- が下がる分アニオンギャップが増加する**という形なんですね（図24）．もろもろの陰イ

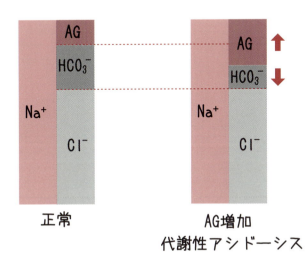

図24 AG 上昇代謝性アシドーシス

オンが増えることでHCO_3^-が減るタイプの代謝性アシドーシスなんです.

このパターンをとる代謝性アシドーシスには，大きく4つあります．代謝性アシドーシスの原因については，皆さんいろいろな覚え方や語呂合わせをご存じだと思いますが，私は話が単純な方が好きなので以下の4つと覚えています（表6）.

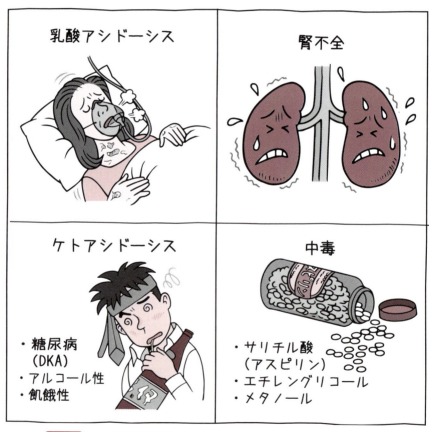

表6 AG増加代謝性アシドーシスの鑑別4つ

乳酸アシドーシス

　例えば**ショック**の患者さんで乳酸が上がってます，といったときに起こります．もろもろの陰イオンの部分に含まれている乳酸が増えるので，アニオンギャップが増加します．

ケトアシドーシス

　ケトアシドーシスっていうと，**糖尿病ケトアシドーシス**が有名で頻度も高いのですが，その他に**アルコール性ケトアシドーシス**と**飢餓性ケトアシドーシス**というのもあります．名前の通り，大酒を飲むか，食事を取っていないことが原因で起こります．ケトンももろもろの陰イオンの部分に含まれる陰イオンです．

腎不全

　腎不全でもやはりアニオンギャップが増加するタイプの代謝性アシドーシスになります．

中毒

　薬とか毒物によってもアニオンギャップが増加するタイプの代謝性アシドーシスになることがあるんです．**アスピリン**中毒が典型的です．あるいは，最近ではあまり見なくなってきましたが，**エチレングリコール**や**メタノール**中毒でもアニオンギャップが上昇する代謝性アシドーシスが起こります．

代謝性アシドーシスの2パターン　まとめ

　正常に比べて HCO_3^- が減る分 Cl^- が増えてるのが「アニオンギャップ正常パターン」，それに対して，HCO_3^- が減ってる分アニオンギャップが増えているのが「アニオンギャップが増加するパターン」，というふうに2つに分かれます（図25）．このように，同じく代謝性アシドーシスだといっても，アニオンギャップが正常なのか高いのかで，下痢の患者さんなのかアスピリン中毒なのか，を区別するのに使えるわけです．

　ここまで話すると，なんかこう，アニオンギャップめっちゃ計算したくなるでしょ．なってきましたか．ありがとうございます．じゃあさっそくやってみましょう．

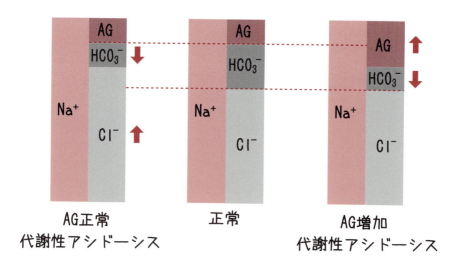

図25　代謝性アシドーシス比較

症例④に戻って

クローン病の既往のある20歳女性，2〜3日前からのひどい下痢を主訴に救急外来を受診．強い嘔気もあるため，ここ数日間は経口摂取がほとんどできていない．電解質と血液ガスは以下の通りであった．血液ガスの解釈とその原因は？

Na^+ 135mEq/L, Cl^- 104mEq/L
pH 7.32, $PaCO_2$ 35mmHg, PaO_2 96mmHg, HCO_3^- 19mEq/L

　さきほどは，代謝性アシドーシスで代償はOKというところまでやりましたね．で，ここからなんですが，「アニオンギャップ計算するんだろうな」って流れはだいたいご理解いただけたかと思うので，ちょっとやってみてください．

　どうですか，アニオンギャップはいくらになるでしょう？計算すると，

$$135-(104+19)=12mEq/L$$

　ということで，この患者さんの代謝性アシドーシスではアニオンギャップが正常です．HCO_3^- が減った分は Cl^- が増えてます，というパターンでしたね（図26）．原因としては下痢で病歴にも合うかなと考えられます．これが代謝性アシドーシスの見かたです．アニオンギャップを考えるところまでは良いでしょうか．

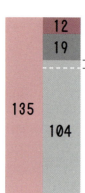

図26 症例④のアニオンギャップ

血液ガス解釈：アニオンギャップ正常代謝性
　　　　　　　アシドーシス
原　因：下痢

アニオンギャップ正常代謝性アシドーシスの
原因はまず2つ（下痢，尿細管性アシドーシス）

FOLLOW UP

消化管の酸-塩基平衡

嘔吐とか下痢とか消化管が原因での酸-塩基平衡が出てきました．慣れないうちは，「ありゃ，どっちがアシドーシスで，どっちがアルカローシスだったっけ？」と迷うかも知れないので，消化管の酸-塩基平衡について簡単にまとめてみます．

消化管壁の細胞では，例によって，

$$CO_2 + H_2O \rightarrow H^+ + HCO_3^-$$

の反応が起こっています．胃ではできた H^+ と HCO_3^- のうち，H^+ が消化管腔へ分泌され（胃酸ですね），HCO_3^- は血液中に入ります．十二指腸より下の消化管では，反対に HCO_3^- が消化管腔へ入り，H^+ が血液へ入ります（図27）．このため，嘔吐や NG チューブ吸引で胃液を失うと相対的に HCO_3^- が増えて**代謝性アルカローシス**となり，下痢のために下部消化管の分泌液を失うと相対的に H^+ が増えて**代謝性アシドーシス**になるのです．

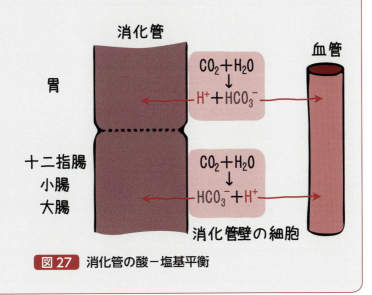

図27 消化管の酸－塩基平衡

調子が出てきましたね．どんどんいきましょうか．
　今度は糖尿病の患者さんです．はい，じゃあ血液ガス的に何が起こってるのか見てください．

症例⑤

糖尿病の既往のある 42 歳女性，13 歳の頃からインスリンを使用している．4 日前からの排尿困難と右側腹部痛にて受診．体温は 39℃で，意識混濁がある．白血球は 14000/μL に上昇している．
電解質と血液ガスは以下の通りであった．血液ガスの解釈とその原因は？

Na^+ 135mEq/L, Cl^- 99mEq/L
pH 7.23, $PaCO_2$ 25mmHg, PaO_2 112mmHg, HCO_3^- 12mEq/L

　例によって，順番に見ていきましょうか．準備は大丈夫ですか？　じゃあいきましょう（図 28）．
　まず Step 1 はどうですか？　アシデミアですね．pH が 7.23 に下がってます．
　では Step 2 で，アシデミアになっている原因はなんでしょうか？　代謝性ですね．HCO_3^- が下がっているせいで秤が酸性に傾いているので，代謝性アシドーシスです．
　それでは次に Step 3 の代償です．HCO_3^- が正常の 24mEq/L から 12mEq/L へ下がっているので，

$$(24-12) \times 1.2 = 14.4 mmHg$$

だけ $PaCO_2$ も下がることが予測されます．

◆ 酸－塩基平衡編

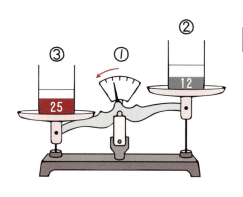

①アシデミア
②代謝性アシドーシス
③予想される代償
　$(24-12) \times 1.2 = 14.4$
　予想される$PaCO_2$の値
　$40-14.4 = 25.6$
　適切な代償
④なし

図28 症例⑤の酸－塩基平衡

$$40-14.4=25.6\text{mmHg}$$

くらいになっていれば，ちょうどいい代償なんですよね．いい感じですか？　測定値は25mmHgなんでちょうど良く代償されています．

なので，Step 4で他の酸－塩基平衡異常は考えなくても良さそうです．

4ステップだとここでおしまいでいいんですけど，今回は代謝性アシドーシスなので……，その通り！　アニオンギャップを計算するんでした（図29）．

アニオンギャップは，

$$135-(99+12)=24\text{mEq/L}$$

ということは，結構高いです！

ここまでの血液ガスの読みをまとめるとどんな感じになりますかね？　「アニオンギャップが増加する代謝性アシドーシス」です

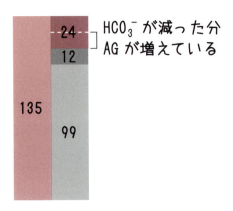

図 29 症例⑤のアニオンギャップ

ね．そのとおり，素晴らしいです．

　この人の病歴と併せて考えてみます．結論としてはどうなりますか？

　糖尿病ケトアシドーシスですよね．尿路感染症っぽい症状があるので，感染を契機に糖尿病ケトアシドーシスになったのかな，というふうに血液ガスと病歴からは解釈することができます．血液ガスの読みと患者さんの病歴がちゃんと合っていますね．

血液ガス解釈： アニオンギャップ増加代謝性
　　　　　　　アシドーシス
原　因： 糖尿病ケトアシドーシス

アニオンギャップ増加代謝性アシドーシスの原因は4つ
（乳酸アシドーシス，ケトアシドーシス，腎不全，中毒）

「だいたい血液ガスはわかったかな」っていう気になってきました？

「もう大丈夫だよー」という気になってますよね？　なってますよね……？

じゃあ，なっているということで次に行きましょうか．

症例⑥ 30歳男性，アスピリンを大量服用した後に救急室を受診．呼吸回数 26回/分．
電解質と血液ガスは以下の通りであった．血液ガスの解釈とその原因は？
Na^+ 138mEq/L,　Cl^- 100mEq/L
pH 7.45, $PaCO_2$ 25mmHg, PaO_2 97mmHg, HCO_3^- 17mEq/L

今回はアスピリンを大量に飲んじゃった患者さんです．呼吸回数がちょっと早くなってますね．

では，この方の血液ガスを読んでみましょう．作法通り順番に読んでいただければわかるはずです．じゃあ頑張っていきましょう．どうぞ．

まずはSTEP1です．アルカレミアです（図30）．

次はSTEP2．呼吸性アルカローシスですね．

STEP3はどうですか？　あれっ，ちょっとつまずきました？病歴から急性だと考えて，急性呼吸性アルカローシスだとすると，

$$(40-25) \times \frac{2}{10} = 3\,mEq/L$$

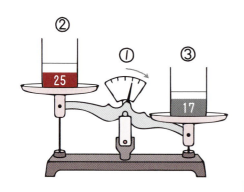

図30 症例⑥の酸-塩基平衡

くらい HCO_3^- が下がって，21mEq/L くらいになるハズなんですが……，はい，もっと下がって 17mEq/L になっていますね．乖離があります．

じゃあ，Step 4 はどう考えますか？「何か他に HCO_3^- を下げる原因がありそう」って思いますよね．HCO_3^- を下げるというと……，代謝性アシドーシスでした．ですから，呼吸性アルカローシスだけじゃなくて，**代謝性アシドーシスが同時にある**んだ，と考えます．

代謝性アシドーシスが出てきちゃったので，「代謝性アシドーシスと言えばアニオンギャップだよね」ということで，続けてアニオンギャップを見てみます（図31）．

アニオンギャップは，

$$138-(100+17)=21mEq/L$$

◆ 酸 — 塩 基 平 衡 編

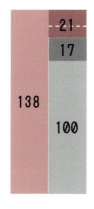

図31 症例⑥のアニオンギャップ

となって結構高い．となると，代謝性アシドーシスの鑑別のうち，アニオンギャップが増加するタイプを考えれば良いんですね．原因は4つあるんでした．この患者さんに合うのはなんだろう……糖尿病でもないし，ショックでもないし……と考えていくと，アスピリンを飲んだせいかなと考えられるわけです．アスピリン中毒の典型的な血液ガスってこんな感じになります．**呼吸性アルカローシスとアニオンギャップ増加代謝性アシドーシスが合併することが多い**です．というわけで，この人はアスピリン中毒です，というふうに考えます．

血液ガス解釈：呼吸性アルカローシス＋
　　　　　　　アニオンギャップ増加代謝性アシドーシス
　原　因：アスピリン中毒

アスピリン中毒では，呼吸性アルカローシス＋
アニオンギャップ増加代謝性アシドーシス

酸－塩基平衡　いったんまとめ

　酸－塩基平衡のお話を一通りしてきました．

　呼吸性のアシドーシスとアルカローシス，代謝性のアシドーシスとアルカローシスという，**4つの酸－塩基平衡異常**を順番に見てきましたね．血液ガス解釈の方法として，**4ステップ**で見るやり方を紹介しました．若干の違いがあっても，巷で言われている見かたっておおむねこんな感じです．順番に，**まずはpH**を見ます．**次に，$PaCO_2$とHCO_3^-を見ます．そして代償**を見ます．**代償が適切でなければ他の要素**があるんじゃないかと探します．ここまでは4ステップです．代謝性アシドーシスがある場合は，アニオンギャップも見ます．アニオンギャップを見ることで鑑別の役に立ちます，というのがここまでの流れです．よろしいでしょうか？

　みなさん，まだ余裕がありますか？　それとも，お腹いっぱいな感じ？　もうお腹いっぱいでこれ以上血液ガスの話を聞いたら吐きますって人どれくらいいますか？　いらっしゃらないみたいですね．ここまでの話がわかれば，だいたいの血液ガスは「なんとなく」じゃなくて，ちゃんと読めると思いますので，今日はそれでも良いと思います．ゆとりがあってここまでちゃんと消化してます，という人のためにもう少しだけ突っ込んだ話をしてみます．「＋2Step」（☞p.90，図19）の部分の話になります．

◆ 酸 — 塩 基 平 衡 編

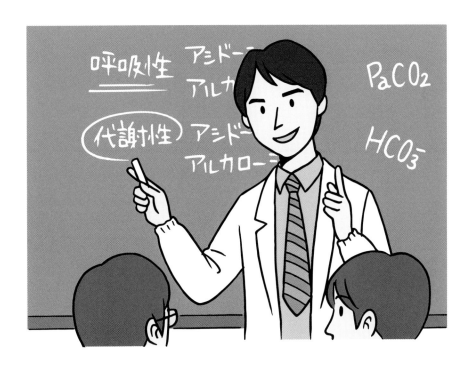

症例⑦ 高血圧と糖尿病の既往のある57歳男性．悪心・嘔吐と全身倦怠感にて救急室を受診．すぐにICU入院となった．救急室での電解質と血液ガスは以下の通りであった．血液ガスの解釈とその原因は？

Na^+ 149mEq/L, K^+ 5.9mEq/L, Cl^- 100mEq/L, BUN 110mg/dL, Cr 9.1mg/dL

pH 7.40, $PaCO_2$ 38mmHg, PaO_2 72mmHg, HCO_3^- 24mEq/L

　ちょっとチャレンジ問題なんですが，今までの知識＋αを総動員して見てみましょう．この患者さんは救急室から即ICU入院になりました．なんだか重症そうですね．では，ちょっと考えてみてください．

　準備はいいですか？　じゃあ，順番に見て行くことにしましょう（図32）．

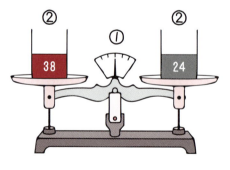

図32　症例⑦の酸-塩基平衡

◆ 酸 ─ 塩 基 平 衡 編

　当直明けのハイテンションで今日のセミナーに来てくれたという先生，こんな患者さんを ICU に入れてきましたよね，昨日の夜．え，入れてない？　なんだかノリが悪いなあ．まあ，よしとして順番に見ていきましょうか．

　まず Step 1 です．pH は……，正常ですね．バランスは崩れてないみたいです．

　Step 2 で HCO_3^- と $PaCO_2$ を見ても……，やっぱり正常っぽいですね．

　Step 3 って言っても，正常なので代償は起こらないですね．

　では，この血液ガスは正常ってことでいいですか？　ICU 入院じゃなくて，そのまま帰宅の方が良い？

　えっ，**アニオンギャップが増加**してる？　鋭いところに目をつけましたね！　確かに，pH も $PaCO_2$ も HCO_3^- も正常っぽいんですけど，アニオンギャップを計算してみると，

$$149-(100+24)=25 mEq/L$$

となって，高いんです（図33）．

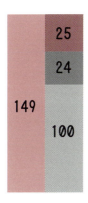

図33　症例⑦のアニオンギャップ

ではここで重大発表があります．**アニオンギャップが増加しているときには，必ず代謝性アシドーシスがあります**．これって，結構大事なんです．今回の血液ガスみたいに一見正常に見えても，アニオンギャップが増加していたら，必ず代謝性アシドーシスが隠れてます．なぜ，代謝性アシドーシスがあるのに HCO_3^- が正常なんだと思います？ 代謝性アシドーシスと反対方向に HCO_3^- を動かすような原因，つまり代謝性アルカローシスが同時に存在するからなんですね．とまあ，アニオンギャップ増加代謝性アシドーシス＋代謝性アルカローシスがあることがこれでわかっちゃうんですけど，ここでは代謝性の酸－塩基平衡異常が２つ存在するときの見つけ方をお話しします．ICU に入るような重症患者さんでは，単独ではなくこんなふうに２つの異常が存在することはよくあるので，知っていると役立ちます．

ポイント アニオンギャップが増加していると
必ず代謝性アシドーシスが存在する

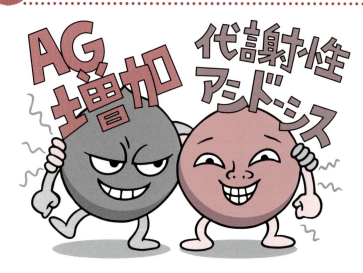

◆ 酸 － 塩 基 平 衡 編

4＋2ステップで読む酸－塩基平衡

　では，順番に詳しく見ていきましょう．さっきも言いましたが，これは血液ガスの読み方のうち，「＋2」に相当する部分です．今日の話で一番ややこしい部分なので，少しゆっくり行きますね．
　まずは，アニオンギャップが高くなっているので代謝性アシドーシスがある，というところからスタートします．アニオンギャップが増加するパターンの代謝性アシドーシスでは，HCO_3^-が減った分アニオンギャップが増えている，という話をしましたね．ということは，HCO_3^-が減った分とアニオンギャップが増えた分は同じになっているはずです（図34）．ここまで良いですか？　……しょうがないからいいって言っといてやるよ，みたいな顔をしてますけど，本当に良いですか？　はい，じゃあ良いことにして次に進みましょう．
　では，ここでアニオンギャップ増加代謝性アシドーシスが一瞬

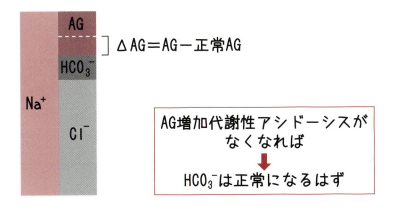

図34　ΔAG の考え方

にして治っちゃった，としたらどうですか？ 乳酸アシドーシスなり糖尿病ケトアシドーシスなり腎不全なりがあったのを，みなさんがあっという間に見事に治しちゃったんです．アニオンギャップは元の 12 mEq/L になって，アニオンギャップが増えていた分は HCO_3^- に戻りますよね？

アニオンギャップ（AG）が増えている分のことを ΔAG と呼ぶことにしましょう（図 34）．Δ（デルタ）というのは差を表すのに使われる記号なんです．正常アニオンギャップとの差なのでこのような関係になります．

$$\Delta AG = AG - 正常AG$$

正常のアニオンギャップって 12 でしたよね．今回の症例だと，アニオンギャップが 25 mEq/L になっているので，ΔAG は，

$$\Delta AG = 25 - 12 = 13 \text{ mEq/L}$$

になります．これが，

$$アニオンギャップが増えた分 = HCO_3^- が減った分$$

に相当します．

アニオンギャップ増加代謝性アシドーシスがあったのが治っちゃったとしたら，この ΔAG の 13 mEq/L は HCO_3^- に戻るはずですよね．というのが，補正 HCO_3^- の考え方です（図 35）．いろいろと名前が出てきて混乱するかも知れませんが，「アニオンギャップ増加代謝性アシドーシスが治ったとしたら，HCO_3^- はどうなるのか」を示したものです．

$$補正HCO_3^- = HCO_3^- + \Delta AG$$

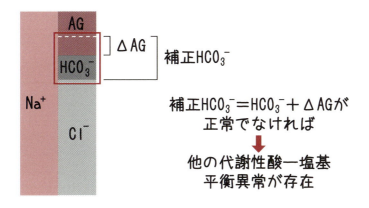

図35 補正HCO_3^-の考え方

と計算します．計算だけだとややこしく感じるので，何をやっているのかいっしょに図で見てくださいね．

　もし，アニオンギャップ増加代謝性アシドーシスだけしか酸-塩基平衡異常がなければ，この時点ですでに正常になるので補正HCO_3^-は正常の24mEq/Lくらいになっているはずです．では，補正HCO_3^-が24mEq/L近くになってなかったら何が起こっているんでしょうか？　さっき一瞬にして治しちゃったアニオンギャップ増加代謝性アシドーシス以外に，HCO_3^-を下げたり上げたりする原因，すなわち代謝性アシドーシスか代謝性アルカローシスがあることになりますよね．

　では，この症例の場合で見てみましょう．

$$補正HCO_3^- = 24 + 13 = 37\,mEq/L$$

になって，正常の24mEq/Lからはかなり高くなっていますね（図36）．

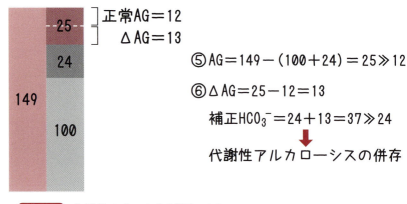

図36 症例⑦のΔAGと補正HCO_3^-

　ということは，何が起こってそうですか？　そう，HCO_3^-を上げるような他の原因，すなわち**代謝性アルカローシスが同時に存在する**ことになります．というわけで，今回の血液ガスは，アニオンギャップ増加代謝性アシドーシス＋代謝性アルカローシス，となっていました．

　ちょっと，小難しい話でしたね．でも，ここまでです．これ以上難しい話はありませんのでご安心ください．どうして数字をこねくり回してこんなに面倒くさいことをするかというと，さっきも少し言いましたが，代謝性のアシドーシス・アルカローシスって合併してくることがけっこうよくあるんです．1つだけの酸－塩基平衡異常じゃなくて，DKA＋嘔吐みたいに合わせ技でくることがあります．**2つの異常があるときにも拾い上げられるように**こういう計算をするんです．

　この患者さんについてまとめてみましょう．まず，アニオンギャップ増加代謝性アシドーシスがあったんですが，原因は何だと思いますか？　そうですね，BUNとCrが結構上がっているの

で，腎不全じゃないかって考えます．代謝性アルカローシスの方はどうでしょうか？　はい，吐いているという症状があるので，嘔吐のせいじゃないかって考えられますね．

血液ガス解釈: アニオンギャップ増加代謝性アシドーシス
　　　　　　　＋代謝性アルカローシス
　　原　因: 腎不全＋嘔吐

> **ポイント** 補正 HCO_3^- で２つの酸－塩基平衡異常を見つける

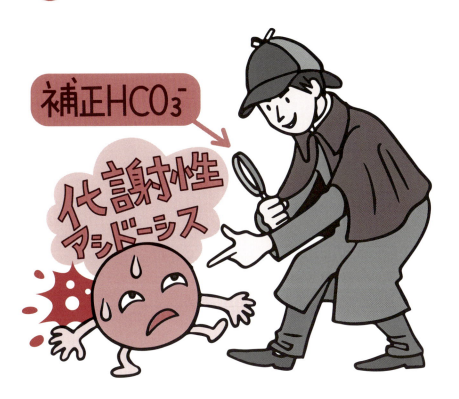

アニオンギャップはいつ計算する？

　最初の説明では，代謝性アシドーシスがあるときにはアニオンギャップを計算すると言いましたよね．でも，この症例みたいに，一見代謝性アシドーシスがなさそうなときでもアニオンギャップを見るのが役に立つことがわかりました．そうすると，「結局いつもアニオンギャップを見るんじゃないの？」という気もしませんか？　はい，実はその通りなんです．

　　　　　アニオンギャップ増加→常に代謝性アシドーシスが存在

なので，隠れた代謝性アシドーシスを見つけるのに結構有用なんですよね．ですから，Na^+ と Cl^- と HCO_3^- があれば**とりあえず**

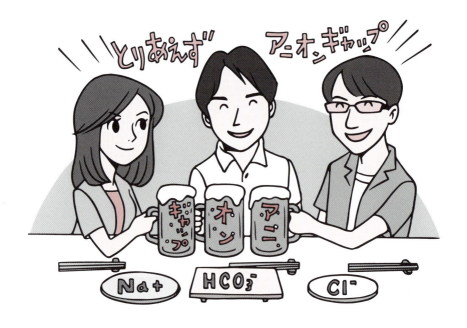

何も考えずにだまってアニオンギャップは計算しとく，という習慣をつけておくと良いです．特に重症の患者さんを診るときには役に立ちます．

 Na$^+$ と Cl$^-$ と HCO$_3^-$ があれば，とりあえずアニオンギャップを計算する

FOLLOW UP

症例⑤を振り返る

アニオンギャップが増加しているときには補正 HCO$_3^-$ を見る，という話をしたので，ここまでで見た症例の中でアニオンギャップが増加していた症例⑤（☞ p.106）をもう一度見てみます．検査結果は，

> Na$^+$ 135mEq/L，Cl$^-$ 99mEq/L
> pH 7.23，PaCO$_2$ 25mmHg，
> PaO$_2$ 112mmHg，HCO$_3^-$ 12mEq/L

になっていたのでした．アニオンギャップを計算すると

$$135-(99+12)=24\text{mEq/L}$$

と増加していて，

$$\Delta AG=24-12=12\text{mEq/L}$$

なので，補正 HCO$_3^-$ は

$$補正 HCO_3^- = 12 + 12 = 24 mEq/L$$

となります．補正 HCO_3^- が正常ということは，（糖尿病ケトアシドーシスによる）アニオンギャップ増加代謝性アシドーシスを治してしまうと，他には代謝性の酸－塩基平衡異常はないことがわかります．

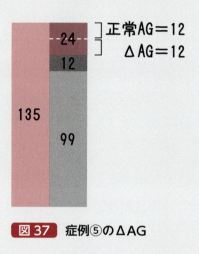

図37　症例⑤のΔAG

　さて，今日はだいぶ血液ガスの話をしてきましたね．今までと違った目で血液ガスの解釈をできそうですか？　ここまでの話を聞いて，いま皆さんの中でものすごく「補正したい！」っていう気分が盛り上がっているんではないでしょうか？　それでは，最後にもう一人の患者さんを見ておしまいにしましょう．

◆ 酸−塩基平衡編

アルコール依存症のある40歳男性，上腹部痛と悪心・嘔吐のために救急室を受診．
電解質と血液ガスは以下の通りであった．血液ガスの解釈とその原因は？

Na⁺ 133mEq/L, K⁺ 2.3mEq/L, Cl⁻ 84mEq/L, BUN 45mg/dL, Cr 3.0mg/dL
pH 7.46, PaCO₂ 16mmHg, PaO₂ 90mmHg, HCO₃⁻ 15mEq/L, 乳酸 6mmol/L（基準値<2mmol/L）

今日の総まとめということで，せっかくなので酸−塩基平衡だけじゃなくて呼吸も併せて見てみることにしましょう．血液ガスを読みつくすつもりで洗いざらい全部見てください．

じゃあ，例によって順番に見ていきましょうか（図38）．

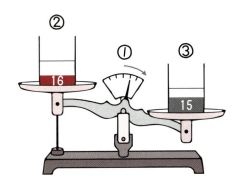

①アルカレミア
②呼吸性アルカローシス
③予想される代償
　(40−16)×2/10＝4.8
　予想されるHCO₃⁻の値
　24−4.8＝19.2≫15
　不適切な代償
④代謝性アシドーシスの併存

図38　症例⑧の酸−塩基平衡

Step 1 です．はい，アルカレミアですね．pH が高いです．
　Step 2 は……そうです，$PaCO_2$ が低いのが原因なので，呼吸性アルカローシスですね．
　Step 3 を見てみましょう．病歴からは急性っぽい話のようです．

$$(40-16) \times \frac{2}{10} = 4.8$$

だけ，HCO_3^- が同じ方向に動いて代償するはずなので，正しく代償したときに予測される HCO_3^- の値は，

$$24 - 4.8 = 19.2\,mEq/L$$

です．実際はどうなってますか？ 15mEq/L ですね．19.2mEq/L よりも低くなっています．ということは……？ はい，何か他に HCO_3^- を下げる原因，代謝性アシドーシスがあるんです．これが Step 4 です．
　代謝性アシドーシスというと，まあ，言わなくてもそうなんですけど……，アニオンギャップを計算します．

$$133 - (84 + 15) = 34\,mEq/L$$

で，正常の 12mEq/L より 22mEq/L だけ増えています（図 39）．
　ということは，アニオンギャップ増加代謝性アシドーシスがあります．アニオンギャップ増加代謝性アシドーシスだけしか代謝性の酸－塩基平衡異常がないか調べるには何を見るんでしたっけ？ そうです，補正するんでしたね．補正 HCO_3^- です．

$$補正 HCO_3^- = 15 + 22 = 37\,mEq/L$$

で，正常 HCO_3^- の 24mEq/L よりも高くなっています．という

◆ 酸 − 塩 基 平 衡 編

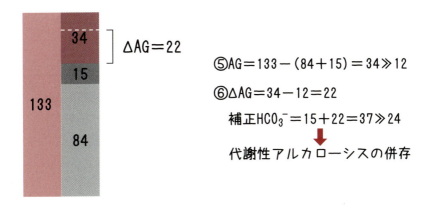

図39 症例⑧のΔAGと補正HCO$_3^-$

ことは，HCO$_3^-$ を高くするような原因があることになります．HCO$_3^-$ を高くするというと……，代謝性アルカローシスですね．なので，アニオンギャップ増加代謝性アシドーシスに加えて，**代謝性アルカローシスが同時に存在する**ことになります．ちなみに，アニオンギャップ増加代謝性アシドーシスの原因は何だと思いますか？ 4つあるんでしたよね？ 乳酸値が高いので乳酸アシドーシスがまず考えられます．急性膵炎とか敗血症を起こしているのかも知れませんね．腎機能もちょっと悪いので，腎不全の影響もあるのかも知れません．その他には，ケトンを測ってないのではっきりとは言えませんが，アルコール多飲によるアルコール性ケトアシドーシスなんていうのもあるかも知れませんね．では，代謝性アルカローシスの原因は何っぽいですか？ そうですね．嘔吐しているので，そのせいじゃないか，と考えられます．

　ここまでをまとめると，酸−塩基平衡については，呼吸性アルカローシスとアニオンギャップ増加代謝性アシドーシスと代謝性アルカローシスの3つがあることがわかりました．すばらしいで

す．酸－塩基平衡はかなり極めた感じですね．

呼吸の方も見てみると……どうでしょう？　呼吸は調子良かったですか？

おっ，A-aDO$_2$ を計算しましたか．いいですね．どうなりました？

$$P_AO_2 = (760 - 47) \times 0.21 - \frac{16}{0.8}$$
$$= 150 - 20$$
$$= 130 \mathrm{mmHg}$$

で，

$$\mathrm{A\text{-}aDO_2} = P_AO_2 - PaO_2$$
$$= 130 - 90$$
$$= 40 \mathrm{mmHg}$$

となるので，肺胞の酸素分圧と動脈血の酸素分圧の差が結構大きいことがわかります（図40）．

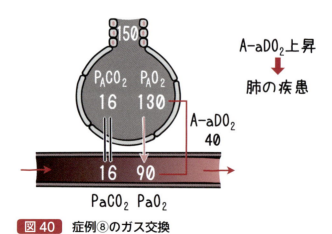

図40　症例⑧のガス交換

◆ 酸 – 塩 基 平 衡 編

　この患者さんの肺は健康でしょうか？　健康ではなさそうですね．肺に何か問題がありそうです．はい，そこまでわかれば上出来です．

　ということで，酸－塩基平衡でみた3つの異常に加えて，肺も正常ではないのがわかりました．肺がよろしくない原因としては，「嘔吐したときに誤嚥してしまったかなあ，胸部X線も撮らないとなあ」というようなこともこうして考えられます．

　実はこの血液ガス，今日の講義のいちばん最初にお示ししたもの（☞p.2）だったんです．みなさん，きちんと読めるようになりましたね．

血液ガス解釈：呼吸性アルカローシス
　　　　　　　＋アニオンギャップ増加代謝性アシドーシス
　　　　　　　＋代謝性アルカローシス
　　　　　　　＋A-aDO$_2$上昇
原　因：疼痛（あるいは敗血症）による過換気
　　　　　乳酸アシドーシス（腎不全やアルコール
　　　　　　性ケトアシドーシスもあるかも）
　　　　　嘔吐
　　　　　肺が悪い（誤嚥性肺炎など）

このように血液ガスは作法に従って順番に見ていくことでわかることが増えますので，積極的にどんどん活用してください．患者さんにとってはものすごく痛い検査なので……．皆さんやられたことあります？　動脈穿刺．1週間くらい痛いんですよ．せっかく痛い検査をやってもらっているので，なんとなく「正常値に近いのでOKじゃないの」みたいに適当にやるんじゃなくて，もうすこし突き詰めて使って，患者さんの治療に活かせるようにしてください．
　今日のお話は以上です．お疲れ様でした．

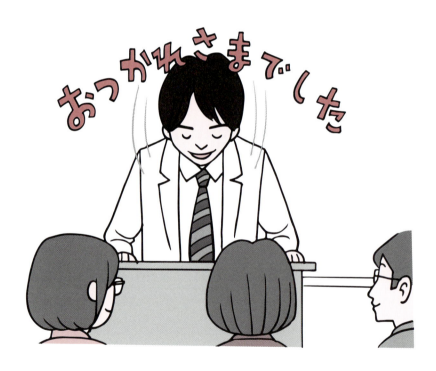

FOLLOW UP

補正 HCO_3^- について

一番ややこしい話だった補正 HCO_3^- について，もう少しだけややこしい話を追加します．ここだけ読んで血液ガスをきらいにならないでくださいね．

講義の中では，「アニオンギャップが増えた分だけ HCO_3^- が減っている」と言いました．補正 HCO_3^- もその前提で計算しましたね．糖尿病ケトアシドーシスなどでは確かにそれで良いのですが，乳酸アシドーシスではアニオンギャップの増加分（ΔAG）と HCO_3^- の減少分は必ずしも1：1の関係ではなく，1：0.6 くらいになることもあると言われています[4]．例えば，アニオンギャップが正常の 12mEq/L → 22mEq/L に 10mEq/L だけ増えても，HCO_3^- は 6mEq/L しか下がらない，というような関係になるわけです．ちょっとややこしいですね．初めて補正 HCO_3^- について聞く方もいらっしゃったので，講義の中では簡単にアニオンギャップ増加分と HCO_3^- 減少分の関係は1：1として説明しましたが，慣れてきたらそうじゃないことがあるのをちょこっと頭の片隅に置いておいてください．

ちなみに，

$$\Delta AG : HCO_3^- 減少分 = 1 : 0.6$$

とすると，症例⑧（☞ p.125）の補正 HCO_3^- は

$$補正 HCO_3^- = 15 + 22 \times 0.6 = 28.2 mEq/L$$

となり，やはり代謝性アルカローシスが同時に存在することになります．

文 献

1) Grocott MP, Martin DS, Levett DZ, et al; Caudwell Xtreme Everest Research Group. Arterial blood gases and oxygen content in climbers on Mount Everest. N Engl J Med. 2009; 360: 140-9.

2) Byrne AL, Bennett M, Chatterji R, et al. Peripheral venous and arterial blood gas analysis in adults: are they comparable? A systematic review and meta-analysis. Respirology. 2014; 19: 168-75.

3) Bloom BM, Grundlingh J, Bestwick JP, Harris T. The role of venous blood gas in the emergency department: a systematic review and meta-analysis. Eur J Emerg Med. 2014; 21: 81-8.

4) Berend K, de Vries AP, Gans RO. Physiological approach to assessment of acid-base disturbances. N Engl J Med. 2015; 372: 195.

さくいん

あ

アシデミア	59
アシドーシス	61
アスピリン	101
アセタゾラミド	99
アニオン	92
アニオンギャップ	90, 92
アルカレミア	59, 62
アルコール性ケトアシドーシス	101
アルブミン	92, 95
液相	7
エチレングリコール	101
エベレスト	11
嘔吐	87

か

拡散障害	39
加湿	13
ガス交換	14
ガス交換系	24
気圧	10
飢餓性ケトアシドーシス	101
気相	7
急性呼吸促迫症候群	39
吸入気	7
ギラン・バレー症候群	23
筋弛緩薬	5
筋ジストロフィー症	23
クスマウル呼吸	64
駆動系	24
クラーレ	5
クロライド不応性	88
経皮酸素飽和度	9
ケトアシドーシス	101
下痢	98
原発性アルドステロン症	88
後弯側弯	24
呼吸商	15
呼吸性アシドーシス	61
呼吸性アルカローシス	63
呼吸抑制	23
混合静脈血	8
コントロール系	24

さ

シャント	39
重症筋無力症	23
静脈血	7
静脈血液ガス	48
心室中隔欠損	42
腎不全	101
心房中隔欠損	42
生理学的方法	53
生理食塩水	98
脊髄損傷	23
ソルトレイクシティー	11

た

代謝性アシドーシス	62
代謝性アルカローシス	63
代償	64
代償のルール	67
チアジド系利尿薬	87

中心静脈血酸素飽和度	9
中毒	101
糖尿病ケトアシドーシス	64, 101
動脈血	7
動脈血酸素飽和度	9
動脈血二酸化炭素分圧	8

な

乳酸アシドーシス	101

は

肺胞	14
肺胞気	7
肺胞気酸素分圧	8
肺胞気−動脈血酸素分圧較差	31
肺胞気式	17
肺胞低換気	25
肺毛細血管	14
鼻カニューレ	34
ヘロイン中毒	22
ベンチュリマスク	34
補正 HCO_3^-	91, 118, 131
ポリオ	23

ま

マスク	34
麻薬系鎮痛薬	23
慢性閉塞性肺疾患	38
メタノール	101

ら

卵円孔開存	42
リザーバーマスク	34
ループ利尿薬	87

欧文

$A-aDO_2$	31
acidemia	59
AG (anion gap)	92
alkalemia	59
ARDS (acute respiratory distress syndrome)	39
ASD (atrial septal defect)	42
Barter 症候群	88
Base-excess 法	53
Blaise Pascal	12
COPD (chronic obstructive pulmonary disease)	38
Δ (delta) AG	118
Evangelista Torricelli	12
HCO_3^-	3
Henderson-Hasselbalch の式	54
high-flow nasal cannula	34
kPa	12
Kussmaul 呼吸	64
NG チューブ	87
P/F 比	44
$PaCO_2$	3
PaO_2	3
PFO (patent foramen ovale)	42
pH	3
RQ (respiratory quotient)	15
RTA	98
Stewart 法	53
Torr	12
$\dot{V}/\dot{Q}$ ミスマッチ	39
VSD (ventricular septal defect)	42

田中竜馬（たなか りょうま）

[現職] Intermountain LDS Hospital 呼吸器内科・集中治療科
Intensive Care Unit メディカルディレクター
Rapid response team / Code blue team メディカルディレクター

[略歴] 1997 年　京都大学医学部卒
1997 ～ 1999 年　沖縄県立中部病院にて初期研修
1999 ～ 2002 年　St. Luke's-Roosevelt Hospital Center にて内科レジデント
2002 ～ 2005 年　University of Utah Health Sciences Center にて呼吸器内科・集中治療科フェロー
2005 ～ 2007 年　亀田総合病院にて呼吸器内科および集中治療科勤務，集中治療室室長
2007 年～　Intermountain LDS Hospital 呼吸器内科・集中治療科

[資格] 米国内科専門医
米国呼吸器内科専門医
米国集中治療科専門医

[著書] 『人工呼吸に活かす！呼吸生理がわかる，好きになる～臨床現場でのモヤモヤも解決！』（羊土社）
『Dr. 竜馬の病態で考える人工呼吸管理～人工呼吸器設定の根拠を病態から理解し，ケーススタディで実践力をアップ！』（羊土社）
『Dr. 竜馬のやさしくわかる集中治療 循環・呼吸編～内科疾患の重症化対応に自信がつく！』（羊土社）

[編著] 『集中治療 999 の謎』（MEDSi）

[訳書] 『呼吸器診療シークレット』（MEDSi）
『ワシントン集中治療マニュアル』（MEDSi）
『ヘスとカクマレックの THE 人工呼吸ブック 第 2 版』（MEDSi）

竜馬先生の血液ガス白熱講義150分 ©

発　行	2017 年 2 月 10 日　1 版 1 刷
	2017 年 3 月 1 日　1 版 2 刷
	2017 年 7 月 10 日　1 版 3 刷
	2018 年 10 月 1 日　1 版 4 刷
	2020 年 6 月 10 日　1 版 5 刷
	2022 年 4 月 20 日　1 版 6 刷
	2024 年 10 月 1 日　1 版 7 刷

著　者　田中竜馬

発行者　株式会社　中外医学社
　　　　代表取締役　青木　滋
　　　　〒162-0805　東京都新宿区矢来町62
　　　　電　話　　（03）3268-2701（代）
　　　　振替口座　00190-1-98814番

印刷・製本／横山印刷㈱　　　　〈HI・KN〉
ISBN978-4-498-13028-9　　　Printed in Japan

JCOPY　＜(社)出版者著作権管理機構 委託出版物＞

本書の無断複製は著作権法上での例外を除き禁じられています．
複製される場合は，そのつど事前に，(社)出版者著作権管理機構
（電話 03-5244-5088, FAX 03-5244-5089, e-mail: info@jcopy.
or.jp）の許諾を得てください．